마인드 & 바디
밸런스

바디 프로필로 올린 자존감

마인드 &
바디
밸런스

MIND & BODY BALANCE

오우진 지음

꿈의 목적지에 이르고 싶다면 몸부터 바꿔라!

우리는 몸과 함께 일상을 살아간다. 몸을 통해서 오감을 받아들이고 몸으로 체험적 깨달음을 얻으며 몸으로 행복한 삶을 살아간다. 그럼에도 불구하고 많은 사람들은 자기 몸을 돌보지 않고 너무 무리하게 사용만 한다. 지칠 대로 지쳐 있는 몸을 사랑하지 않으면서 뭔가를 사랑하기 위해 오늘도 아등바등 빠듯한 일과를 보낸다. 몸이 중심을 잡지 못하고 시류에 흔들리며 힘겨운 하루하루를 보낸다. 대부분의 사람들이 직면하고 있는 더욱 심각한 문제는 몸을 중심에 두지 않고 정신이나 마음으로 시련과 역경을 극복하려고 한다. 몸은 마음이 거주하는 우주다. 몸이 망가지면 마음도 무너진다. 몸과 마음의 균형이 깨지는 가장 중요한 이유는 몸을 돌보지 않고 마음만 돌보기 때문이다. 몸을 먼저 일으켜 세워야 마음이 편안해지면서 몸과 마음의 조화와 균형이 이루어진다.

몸을 일으켜 세우기 위해서 우리가 할 수 있는 가장 소중한 프로젝트는 바디 프로필을 찍는 것이다. 바디 프로필은 단순히 자신을 신체적으로 보여주기 위한 몸부림이 아니다. 바디 프로필은 자신의 정체성을 드러내는 가장 정직한 자기 존재 증명이다. 바디 프로필을 찍는 과정을 자기와의 처절한 싸움이다. 바디 프로필은 단순히 자기 몸을 드러내는 노출 사진이 아니다. 바디 프로필은 꿈의 목적지에 이르기 위해서 내 몸과 대화하면서 자신감을 만들어가면서 동기를 스스로에게 부여한 산물이다. 내가 흘린 땀의 양만큼 바디 프로필은 아름답게 드러난다. 흘린 땀의 양만큼 내 몸은 근육을 만들고 체력이 좋아지며 매력적인 모습으로 바뀐다. 땀은 근육이 흘리는 눈물이다. 지금 힘들게 운동하면서 흘리는 눈물이 아름다운 바디 프로필 모습으로 나타나면서 감동의 눈물로 바뀔 것이다.

이 책의 저자 오우진 교수는 대학교수 생활을 시작한 지 얼마 안 되는 신임교수지만, 나름대로 치열한 인생을 살면서 우여곡절의 경험을 소중한 자산으로 간직하고 있다. 밑바닥까지 내려가 절망적인 상황에서도 살아가야 한다는 간절함과 함께 좌절하지 않고 희망의 불씨를 태운 원동력은 몸을 중심에 두고 마음과 조화를 추구해온 일상적 습관 덕분이다. 저자가 강조하는 '마바밸' 역시 책상에서 관념적으로 깨달은 가르침이 아니라 실제 자신의 몸으로 격랑의 파도를 헤쳐 나오면서 몸으로 깨달은 깨우침이다. 머리로 쓰는 글은 이해는 되지만 가슴으로 와닿지 않는다. 살갗을 파고드는 감동이 부족한 글은 모두 책상에서 머리로 건져 올린 앎이기 때문이다. 오우진 교수의 이 책이 폐부를 찌르는 감동을 주는 이유는 자신의 몸으로 깨달은 체험적 교훈이기 때문이다. 몸을 일으켜 세우면서 자신의 정체성을 신체성을 통해서 새롭게 발견한 것이다.

신체성은 자기 정체성을 드러내는 가장 정직한 증명이자 자신의 미래 가능성도 담고 있는 잠재성이다. 내가 누구인지를 알아보는 여러 가지 방법이 있다. 그중에서 가장 강력한 방법은 그 사람의 신체성을 보는 것이다. 왜냐 하면 신체성에는 그 사람의 몸이 살아온 과거와 현재, 그리고 미래도 담고 있기 때문이다. 나를 바꾸는 가장 효과적인 방법은 내 몸을 바꾸는 것이다. 내 마음대로 바꿀 수 있는 가장 확실한 것은 내 몸이다. 내 몸을 바꿔야 나도 바뀌고 내가 바뀌어야 나와 직간접적으로 연결된 관계도 바뀐다. 내 몸을 바꾸는 또 다른 이유는 꿈을 이루기 위해서다. 꿈은 밤에 꾸는 것이 아니라 낮에 두 눈을 똑바로 뜨고 꾸는 것이다. 꿈은 책상에서 잔머리 굴려가면서 머리로 꾸는 게 아니라 격전의 현장에서 몸으로 꾸는 것이다. 몸으로 꿈을 꾸고 꿈의 목적지에 도달하기 위해서는 몸을 바꿔야 한다. 몸이 부실해지면 인생도 부도가 난다.

모두가 코로나 난국을 건너면서 정신적으로뿐만 아니라 육체적으로 지치게 만드는 상황이 끝을 모르고 이어지고 있다. 삶이 힘들어질수록 믿을 건 몸밖에 없다. 몸을 바로 세우고 마음을 불러들여 균형을 이룰 때, 삶도 바로 세워질 수 있다. 앞이 보이지 않는 힘든 삶을 살아가는 사람, 절망적인 상황에서도 희망의 등불을 켜고 싶은 사람, 불가능하다고 생각하는 한계에 열정적으로 도전하면서 새로운 가능성의 문을 열어젖히고 싶은 사람, 내 몸을 믿고 자신감을 회복하면서 운동을 시작하고 싶은 사람, 무엇보다도 끈질긴 인내심과 색다른 희망으로 다가오는 미래를 나의 세계로 바꾸고 싶은 사람에게 이 책은 참고서이자 필독서가 아닐 수 없다. 몸과 마음의 조화와 균형이 추구하는 아름다운 삶의 모습이 무엇인지 궁금해하는 사람들에게 이 책은 인생의 새로운 전환점을 줄 수 있을 것이다.

《부자의 1원칙, 몸에 투자하라》 저자
지식생태학자, 한양대학교 교수 유영만

몸을 움직이며 마음을 움직이다

마음이 무너진 순간이 있었습니다. '내가 할 수 있는 게 없다'는 생각과 '어디서부터 잘못된 걸까?' 하는 생각들이 머리에 가득 차게 되더라고요. 떨쳐버리려고 할수록 더 끈질기게 붙어 있는 생각들에 제 삶도 무너져갔습니다. 사람들을 만나도 제 이야기만 하니 나중에는 주위 사람들도 지쳐버리고 관계도 악화되었습니다. 그 이후, 저는 침묵하게 되었습니다. 혼자가 되었습니다. 그런데 혼자 어떻게 해야 할지도 몰랐고, 혼자 해결할 마음의 힘도 없었습니다. 마음도 아프면 병원에 가야 한다는 것을 직감했습니다. 심리 상담소에 찾아가 전문가의 도움을 받기로 했습니다. 몇십 차례의 상담 후 원인을 알게 되었습니다. 원인을 알게 되니 제 행동이 이해가 되었습니다. 그런데 해결은 되지 않았습니다. 해결은 결국 제 몫이었습니다. 언제까지 책상에 웅크리고 앉아 상담사에게 답을 요구할 수는 없었습니다.

마음이 무너졌을 때 몸을 일으켜야겠다고 생각했습니다.

지금 이 순간, 내가 느낄 수 있는 감정이 고통뿐이라면 그 고통을 피하지 말고 부딪혀보자는 생각이 들었습니다. 신체적 고통으로 정신적 고통을 대체해보자고 생각했습니다.

내 두 발로 일어서서 달리자.

몸이 너무 힘들어 생각이 나지 않도록 계속 몸을 쓰기 시작했습니다. 달리기를 지속할수록 감각적으로 너무 아프니 마음의 아픔이 느껴지지 않았습니다. 그것만으로도 감사했습니다. 일하는 시간을 제외하고는 매일 운동하며 하루 6시간 정도 몸을 썼습니다. 몸을 쓰니 잠도 잘 자기 시작했습니다. 밥도 잘 먹기 시작했습니다. 내 몸에도 선순환이 일어나기 시작했습니다. 감각적으로 운동이 답이라는 것을 알게 되었습니다. 그 누구의 위로와 도움이 아닌, 스스로 자생력을 길러야 한다는 걸 직감했습니다. 목표도 세우기 시작했습니다.

바디 프로필을 찍자.

이 기간 동안 건강한 몸을 만들면서 동시에 건강한 마음을 만들겠다고 다짐했습니다. 몸을 움직이면서 마음을 움직일 것이고, 바른 몸 자세를 취하며 바른 마음 자세를 취하고 몸과 마음을 동시에 다잡기로 했습니다. 이렇게 목표를 세우고 하루하루 내 몸을 컨트롤하면서 통제력이 다시 길러지기 시작했습니다. 내 힘으로 내 몸이 통제되고 또 성장이 눈에 보이면서 '할 수 있겠는데…'라는 희망도 다시 느끼기 시작했습니다.

한 걸음에 하나의 생각을 하며 몸과 마음이 교정되고 있음을 느꼈습니다. 시간이 지남에 따라 운동으로 흘린 땀으로 몸 근육이 길러지는 것을 확인하면서 동시에 마음 근육도 길러지고 있음을 확신할 수 있었습니다. 내가 보낸 시간과 내가 흘린 땀들이 증거가 되어 몸과 마음의 성장을 의심하지 않게 되었습니다. 이렇게 스스로 선택한 고통의 시간을 보내고 바디 프로필을 찍었습니다. 목표한 바를 마무리 짓고 나니 성취감이 밀려왔습니다. 그리고 동시에 무력감은 사라져갔습니다. 작게는 마음의 균형을 찾게 되었고, 크게는 몸과 마음의 균형을 이루게 되었습니다. 모두 운동 덕분이었습니다.

마음이 무너지면 몸을 일으켜 세워야 합니다.

이 책은 몸에 대해 말하면서 마음을 이야기하고 있습니다. 운동의 과정에서 몸과 마음의 변화를 연관 지어 살피고 있습니다. 처음 '준비 운동' 편에서는 몸과 마음을 연결해서 생각하는 법에 관해 무겁지 않게 이야기하고 있고, '무산소 운동' 편에서는 실제로 웨이트 트레이닝을 통해 몸을 쓰며 마음을 사용하는 방법을 제시해주고 있습니다. 또, '유산소 운동'에서는 유산소 운동을 통해 몸과 마음의 특성을 살펴 운동이 운동으로 끝나지 않고 자신의 삶에 연결해 생각하는 법을 알려주고, 마지막 '정리 운동' 편에서는 운동으로 이루어낸 마음과 몸의 균형이 일상생활에서 어떻게 영향을 미치는지에 대해 가볍게 서술하고 있습니다.

'바디 프로필'이라는 흥미롭고 트렌디한 소재를 바탕으로 젊은 세대의 독자들이 몸과 마음을 연결해 생각하는 습관을 들이는 방법을 알려드리고 싶은 마음에 글을 쓰게 되었습니다. 몸을 다루는 데는 단계별로 주의사항과 함께 교육을 받아왔으나 마음을 다루는 데는 학교에서도, 가정에서도 배우지 못해 힘들게 보낸 저의 20대를 생각하며, 이 책을 읽는 여러분이 조금이라도 일찍 몸에 갖는 관심만큼 마음에도 관심을 가져 몸과 마음을 잘 다스리고 균형을 이루어 몸과 마음 모두 건강한 인격체가 되기를 바랍니다.

오우진

생각보다
책의 무게가
무거울 수 있습니다.

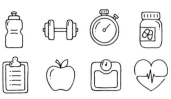

Mind & Body Balance

준비 운동

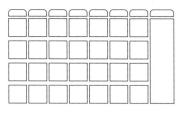

준비 운동

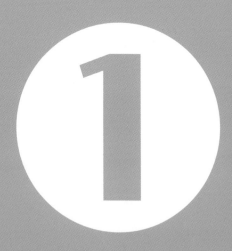

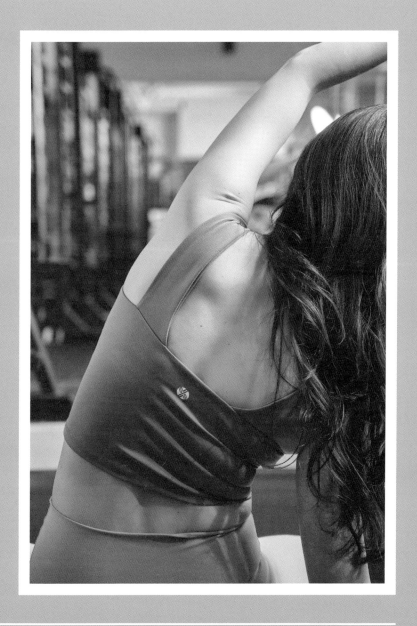

한 걸음, 한 생각

'나에게 왜 그랬을까?'
'어디서부터 잘못되었던 걸까?'
'어떻게 해야 바로잡을 수 있을까?'
생각이 계속 맴돌아서 너무 힘들었다.

관계가 내 뜻과 달리 틀어지게 되거나,
상대가 갑자기 관계를 끊고자 하면,
쉽게 받아들이지 못한다.

생각을 그만하고 싶어
밀어내면 밀어낼수록
더욱더 달라붙었다.

살아 있는 생명체같이,
엄마가 아이를 떨어뜨리려고 하면
아기는 본능적으로 알고
엄마에게 더 안기는 것처럼,
생각도 그렇게 자꾸 안기는 것 같았다.

마인드 & 바디 밸런스

나만 빼고 다 좋아 보이는 사람들이 꼴 보기 싫었고
내 상처를 가볍게 치부하는 사람들과 말하기 싫어
한동안 사람들을 만나지 않았다.
나는 혼자처럼 느껴졌고
힘이 없다고 생각되었다.

내 힘으로 할 수 있는 영역의 것이
아니라는 느낌을 받았고
심리 상담소에 가 보았다.

최근의 나의 기억부터
기억에 잔재하는 나의 가장 어린 시절까지
거슬러 올라가며 하나하나 풀어냈다.

알 것만 같았다.
내가 무엇을 두려워했는지,
그게 어디에서 기인했는지,
원인을 알 것 같았다.
원인을 알게 되니
내 행동을 이해할 수 있었고,
나를 받아들일 수 있었다.

그다음은…
그다음은 내 몫이었다.

나는 이제 더 이상 과거에서
답을 찾지 못했다.

그다음은…
내가 해결해야 할 내 몫이었다.

언제까지 상담 선생님 앞에
웅크리고 앉아서 답을 달라고 할 수 없다.
이제는 내가 답을 찾아야 할 때라고 느꼈다.

내 두 발로 일어서자.

생각을 머릿속에서 떼어낼 수 없다면,
생각이 내 의지와 상관없이 계속 일어나는 것이라면,
지금 내가 느낄 수 있는 감정이 오직 고통이라면,
정신적 고통을 신체적 고통으로 대체해야겠다고 생각했다.

무작정 달리기 시작했다.
몸이 너무 고통스러우니 마음의 고통은 잊게 되었다.
억지로 애쓴 게 아니라 그저 잊게 되었다.

운동에 고마움을 느꼈다.

생각이 머릿속에 너무 많이 차지해

떼어내려 해도 내 뜻대로 떼어낼 수 없다면,
생각이 자연스럽게 흘러나갈 수 있게
길을 내줘야 한다.

멈춰 있으면 고여 있게 된다.
움직여야 길이 난다.

내가 만든 길을 통해
한 걸음에 한 생각이 흘러간다.
한 걸음에 한 생각이 비워진다.

한 걸음,
한 생각.

마이너스와 플러스

누구에게나 사랑했던 사람과의 이별은 슬프다.
나에게도 이별은 왔고 원치 않던 이별로 인해
마음은 아니, 내 삶은 내가 맛볼 수 있는 바닥을 맛보았다.
상실감과 배신감의 감정에 휩싸이자
그 감정의 소용돌이는 나를 나락으로 이끌었고
자존감은 떨어질 대로 떨어져 있었다.

더 이상 이러한 상태를 지속하면 안 될 것 같아
지금 나에게 필요한 것이 무엇일까 생각해보았다.
직감적으로 무언가를 이루어야 할 것만 같았다.
이 상실감을 채워줄 성취감이 필요한 것 같았다.

마이너스와 플러스,
상실감과 성취감

우리가 어릴 때 타던 시소처럼
지금 상실감으로 왼쪽으로 기운 내 마음의 시소에
성취감의 감정이 오른쪽에 더해져야 할 때다.

마인드 & 바디 밸런스

이렇게 내 마음의 시소가 균형을 잡아야 한다.
그렇지 않으면 왼쪽으로 기운 시소가
땅에 파묻혀버릴 것만 같아 겁이 났다.
시소의 한쪽이 땅속으로 파묻히게 되면,
그때는 혼자의 힘으로 균형을 잡을 수 없게 된다.
그래서 지금 내가 할 수 있는 최선의 노력을 다해
마음의 균형을 잡아보려고 했다.

오늘 집 근처 헬스장에서 개인 PT를 등록했다.
바디 프로필을 찍기로 한 것이다.

처음에는 달리기를 통해 몸을 움직이며 마음을 움직였고,
이제는 웨이트 트레이닝을 통해 몸과 마음을 단단하게 만들기로 했다.
지금은 운동을 통해 내 몸을 통제하는 것부터 시작하고,
그런 후 조금씩 조금씩 내 삶을 통제해나가야 할 것이다.

그로부터 두 달 후, 바디 프로필을 찍었다.
성취감이 내 감정의 시소에 얹어지자 마음의 균형을 찾았다.
비로소 마음의 균형을 찾는 법을 배우게 된 것이다.

작게는 마음의 균형을,
크게는 몸과 마음의 균형을
스스로 잡을 수 있게 되었다.

사업체를 경영하듯,
몸과 마음을 셀프 경영해야 한다.
우리가 몸매를 위해
오늘 과식했으면 다음 날 소식해 밸런스를 맞추듯,
마음도 밸런스를 맞춰주어야 한다.
안 좋은 감정이 들어오면 바로 나를 위해
좋은 감정을 넣어주어야 한다.

이렇게 감정을 더하고 빼다 보면
감정에 매몰되지 않게 되고
감정을 수치화해 관리하기가 쉽다.

오늘 친구가 갑자기 약속을 취소했다면,
'이 정도는 마이너스 20 정도의 감정인데' 하고 인지한 후,
바로 '그럼, 플러스 20 정도의 감정을 느낄 수 있게
나 혼자라도 팝콘 먹으며 영화 봐야지'
하고 감정을 전체적으로 바라보며 조절하면 된다.
이렇게 마음의 균형을 잡아보길 권한다.

일상의 작은 마이너스 감정부터
인생의 큰 마이너스 감정에 이르기까지
감정에 이름을 붙이고 수치화해
그 마이너스에 버금가는 플러스 감정을
마음의 시소에 얹어주어야 한다.

마인드 & 바디 밸런스

특히, 인생의 큰 마이너스 감정에 있어서는
자신이 좋아하는 무엇이든 배우고 목표를 달성해
스스로 성취감을 생성해야 한다.

취업이 안 되어 힘들거나,
승진이 안 되어 괴롭거나,
이별로 힘든 시기를 보내고 있거나,
각자의 인생에서 큰 마이너스 감정을 느끼고 있다면,
이제 친구들을 만나서 술 먹고 하릴없는 하소연은 그만하길 바란다.
남는 게 없다. 집에 돌아온 그 순간, 다시 마이너스 감정에 휩싸일 것이다.

작은 성취라도 좋으니 스스로 성취감을 생성해
자신에 대해 좋은 감정을 느낄 수 있도록 해야 한다.
자신이 스스로에 대해 느끼는 감정은 다른 누가 대신해줄 수 없다.

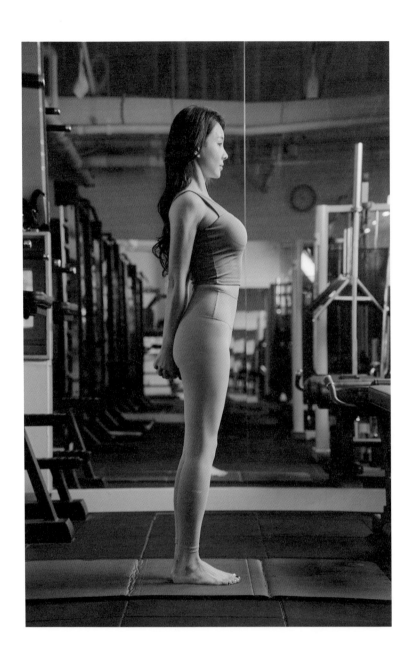

내가 선택한 고통,
바디 프로필

내 주위의 친한 사람들에게
바디 프로필을 찍겠다고 말했다.
역시나 '그냥 마음속에만 담아둘걸…'
후회가 되었다.

친구들은 말했다.
"네가 그걸 할 수 있겠어? 그거 진짜 힘든데."
"그 민망한 걸 왜 찍냐, 그건 관종(관심종자)들이나 찍는 거지."
"인스타도 안 하는 애가 그걸 왜 찍냐, 올리지도 않을 거면서."

바디 프로필을 찍는다고 말을 하면
너무나 자연스럽게 소셜 미디어에 올려서
'좋아요'를 얻고 팔로우 수를 높이기 위해서라고
생각하는 사람들이 많아졌다.
그래서 그 동기를 하찮게 여기고 폄하하기도 한다.
그런데 누군가에게는 바디 프로필을 찍는 것이
엄청난 도전이고 힘든 시기를 버티게 해주는 유일한 것일 수 있다.

단지 예쁨을 사진에 담고 싶다면

헤어와 메이크업을 받고 예쁜 옷을 입고

프로필 사진을 찍으면 된다.

그런데 최소 두 달이라는 기간 동안

매일 최소 2시간을 운동에 투자하고

입에 물리도록 식단 관리를 하는 이유가 무엇일까?

누가 시켜서도 아니고 그렇게 스스로 고통을 선택하는 이유가 무엇일까?

무엇을 이루기 위해 또는 무엇을 지우기 위해

이렇게 혼자와의 싸움을 선택한 것일까?

그들은 단지 예쁨을 넘어

자신의 노력과 성취감을 사진에 담고 싶었을지 모른다.

최소한 나도 할 수 있다는 것을

그 누구도 아닌 나에게 보여주고 싶었고

그걸 사진에 담고 싶었을지 모른다.

지금 내가 바디 프로필을 찍는 것은

모든 것이 내 뜻대로 흘러가지 않는 이 삶을

내가 원하는 방향으로 바꾸려는 최소한의 안간힘이다.

최소한 내 몸을 내가 원하는 모습으로 바꾸고 나면

그 경험의 힘이 일상으로 퍼져나가

내 삶을 내가 원하는 방향으로 바꿀 것이라고 믿는다.

그 믿음으로 나는 오늘도 운동을 하며

마인드 & 바디 밸런스

내 시간과 음식과 생각을 조절하며
내가 선택한 고통의 가치를 되뇌인다.

바디 프로필은 나를 증명하는 과정이다.

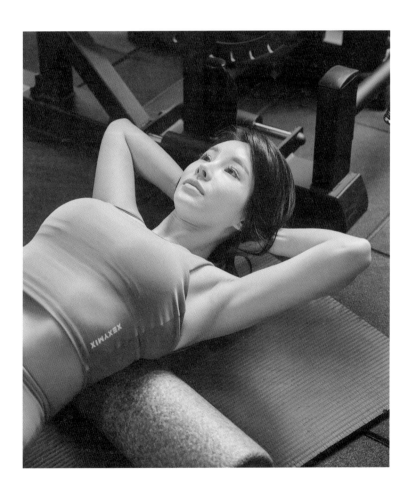

나만의 라마단 기간

내 나이 20대 중반에 카타르 항공사 승무원으로 일한 적이 있다.
아랍 국가가 생소하던 나이에
아랍의 문화는 신기하기 이를 데 없었다.

글씨는 왼쪽에서 오른쪽으로 쓰는 것인 줄만 알았거니와
술은 나이 제한만 있는 줄 알았고
돼지고기는 어디서든 먹을 수 있는 줄만 알았으며
부인은 한 명만 삼아야 하는 줄만 알았던
내 나이 스물다섯 살의 경험이었다.

아랍 문화 중 신기했던 것 중 하나가 '라마단 기간'이었다.
라마단은 아랍어로 더운 달을 뜻하고
무슬림들은 경전인 코란이 내려진 신성한 달로 여겨
이 한 달 동안 일출에서 일몰까지 매일 의무적으로 단식을 한다.

이 시기 동안은
지평선 위로 한 줄기 빛이 보이는 시간에는
모든 음식점이 문을 닫고 신자들은 먹지도 마시지도 않는다.

마인드 & 바디 밸런스

'이러한 의식을 왜 할까?'에 대해서
자료를 살펴보고 생각해본 결과,
단식의 원칙은 한계의 원칙 및 희생의 원칙과 관련이 있었다.
그것은 라마다 기간인
한 달 동안 모든 일에 분명한 한계를 느끼게 하는
정신적 교훈이 있고,
배고픈 사람들의 고통을 직접적으로 이해하는 기회를 가지는
그들만의 시간이고 의식이다.

나는 카타르에 살면서 이것을 경험했기에
라마단 기간이 상당히 익숙했고
한 번쯤 이렇게 절제하는 삶이 가지는 가치에 대해
생각해본 적이 있다.
종교적 의미를 제하고라도
라마단 기간만이라도 배고픈 사람들의 고통도 경험해보고
그러면서 당연하게 주어졌던 것에 대한
고마움도 느끼게 될 수 있을 것이라 생각했다.

바디 프로필 촬영을 준비하는 두 달 동안
나의 삶을 들여다보니
'나만의 라마단 기간'을 보내고 있는 듯하다.

종교적 의미를 떠나
나만의 라마단 기간만큼은

나의 몸과 마음을 다잡고 기르는
수행자의 삶을 살고 있다고 생각한다.

바디 프로필 촬영을 준비하면서
규칙적으로 운동하고 수면을 취하며
금주하고 음식도 제한하고 있다.
그뿐만 아니라 사람들과 만남도 자제하며
주로 홀로 시간을 보내고 있다.

이 기간에는
나만의 의식을 따르고,
나만의 규칙을 지키며,
나만의 시간을 보내는 것이다.

시간에 의미를 부여해본다면
나에게는 이 기간이 너무 값진 시간이다.
나만의 의식을 가지고 그 의식을 따른다는 건
나 자신을 존중하고 믿는 것이다.

나만의 라마단 기간은
클린(clean)한 음식만 먹고 먹는 양도 줄이고
촬영 며칠 전부터는 수분까지 줄여야 하는
한계를 경험하는 기간이다.
이러한 결핍의 상황에서 비로소

마인드 & 바디 밸런스

음식의 소중함도, 물의 소중함도 절실히 느끼게 된다.

또한, 체지방을 줄이기 위해
충분하지 않은 칼로리의 음식을 섭취하고
운동을 감행하면
신체적, 정신적 한계에 부딪히게 된다.
그럼에도 불구하고 한계를 극복하면서 운동을 지속하면
강해지는 신체적 체력만큼 강해지는 정신적 체력을 체감한다.

바디 프로필을 찍는 나만의 라마단 기간은
나에게 주어졌던 것들에 감사함을 느끼고
나의 신체적, 정신적 한계를 몸소 느끼고 극복하며 강해지는
나름의 의미를 찾는 신성한 시간이다.

선택적 비행기 모드

나는 헬스장에서 운동할 때
내 스마트폰을 '비행기 모드'로 전환한다.
운동하는 순간만큼은
나에게 온전히 집중하고 싶기 때문이다.

내 몸의 움직임,
그로 인한 나의 감각들의
미세한 변화에 집중한다.
또한, 중량을 올리면서 한계에 다다랐을 때
나의 마음을 살피는 것도 좋아한다.

가끔 체력이 감당하기 힘든 상태까지 운동을 지속할 때
내가 어떠한 반응을 보이는지 살피는 것은
나를 알아가는 데 도움이 된다.

내가 감당하기 힘든 순간에 그것을 피하는 사람인지,
아니면 기꺼이 시도하려는 사람인지 알 수 있다.

마인드 & 바디 밸런스

특히, 체력적 극한에 몰릴 때 내가 보이는 반응은
나의 민낯을 알게 해준다.
목표한 중량을 들어올리지 못한 것이
내가 체력이 부족해서인지,
상대가 보조를 제대로 못 해주어서인지,
실패의 원인을 나에게서 먼저 찾는지,
남에게서 먼저 찾는지를 보고
나에 대해서 알게 된다.

이렇게 운동을 통해서라도
자신을 알아가는 것은
우리에게 매우 필요한 시간이다.

여기서 잠깐,
오늘 하루 중 손에서 스마트폰을 놓고
보낸 시간이 얼마나 되는지
한번 생각해보길 바란다.
의도하지 않았든
의식하지 못했든
포노 사피엔스[1]인 우리는
하루 중 잠을 자는 시간을 제외하고

---

1. 포노사피엔스(phono sapiens) : '스마트폰(smartphone)'과 '호모 사피엔스(homo sapiens)'의 합성어로, 스마트폰을 신체 일부처럼 사용하는 새로운 세대

대부분의 시간 동안 스마트폰을 손에서 떼지 않는다.

스마트폰을 손에서 떼지 않는다는 것은
나의 시선과 주의가 항상 나 아닌 다른 것에
가 있다는 것이다.

여기서 '이게 왜 문제야?'
'이건 너무 당연한 거 아니야?'라고
생각할 수도 있다.
왜냐하면 우리는 그것을 권장하는 사회에
살고 있기 때문이다.
그런데 여기서 잠시 스마트하게
한번 생각해보자.

하루에 한 번이라도 선택적으로
자신의 시간과 공간을 분리해본 적이 있는가?
그 많은 정보와 관계를
한 번만이라도 선택적으로 취해본 적 있는가?

운동하며 나를 알아가는 시간만큼은
'선택적 비행기 모드'를 취해
시간과 공간을 분리해
나에게로 여행을 떠나보길 바란다.

온전히 그 공간에서 그 시간만큼은
내 몸과 마음에 주의를 기울여
나에게 집중하고
나를 알아가고
나와 연애하고
나를 사랑하게
될 수 있는 시간을
스스로 만들기를 바란다.

나는 오늘도
선택적 비행기 모드를 하고
운동을 통해 나를 알아간다.

나의 명상 장소,
헬스장

오늘은 가슴 운동을 하고자

팩 덱 플라이(pec-deck fly) 머신을 사용했다.

좀 더 섬세하게 근육에 피로도를 주기 위해

한 팔씩 번갈아가며 하기로 했는데,

이때 다른 손은 대흉근의 형태에 맞춰

근육 끝부분에 손가락을 대고

동작할 때마다 그 부분까지

근육이 움직이는지 만져보았다.

내 힘과 동작이 헛되지 않게

미세한 근육의 움직임을 인지하고자

내 모든 신경은 손가락에 집중되고

내 동작은 아주 조심스럽지만

강하게 움직였다.

운동을 하면 내 근육 하나하나에 집중하게 된다.

내가 운동을 하려는 주동근에

힘이 잘 들어가고 있는지

동작을 취해 버텨보기도 하고

손가락으로 만지면서 섬세하게 느껴본다.

그러면서 나는 온전히 내 몸에 집중하게 된다.
헬스장의 노랫소리도 들리지 않고
옆 사람의 말소리도 들리지 않는다.

그곳에서는 온전히 내가 나와 마주한다.

하루 중, 아니 살아오면서
이렇게 나 자신에게 집중하며
그 순간에 머물러 본 적이 있었나 싶다.

내 미세한 근육의 움직임에 집중하다 보면
몸의 근육들이 서로 유기적으로 연결되어 있음을 느끼고
몸의 한 부위의 변형은 그 부위의 근육만의 문제가 아니라,
유기적인 근육들의 작용임을 알게 된다.
또한, 몸의 움직임에 따른 감정의 변화를 느끼면서
감정이라는 것이 가변적이라는 것도 알게 된다.
운동을 하면서 몸과 마음의 속성을 꿰뚫어 보고
몸과 마음의 작용을 관찰하며 세상의 이치를 통찰할 수도 있다.

명상이라는 것이 특별한 건 아닌 것 같다.
종교적인 것도 성인(聖人)들만 하는 것도 아닌 듯하다.
그냥 나와 같은 일반인들도

일상에서 일정한 시간과 장소를 분리해
나의 주의와 집중을 나에게로
특히 내 마음과 몸으로 향하게 하는 것,
그것이 바로 명상이 아닐까 싶다.

그러한 시간 안에서
내 내면에 에너지가 모이고
그 에너지가 새로운 생각을 자극하면
난 그것을 명상이라 불러도 좋을 것 같다.

나는 운동을 할 때
새로운 많은 아이디어들을 얻는다.
이상하게 들릴지 몰라도
음악이 시끄럽게 나오고
사람들로 번잡한 헬스장에서
나는 많은 신선한 생각들을 얻는다.
사고도 더 명확해지고
내 몸의 감각들이 깨어나고
집중이 더 잘되는 느낌이다.

이렇게 집중을 통해 나에게 모여진 에너지는
내 안의 풀리지 않은 고민과 생각을 풀어낼 힘을
생성해주는 것 같다.

오늘도 나는 헬스장에서
나에게 온전히 집중하고
내 몸의 감각들이 깨어나며
의식이 확대되는 경험을 한다.

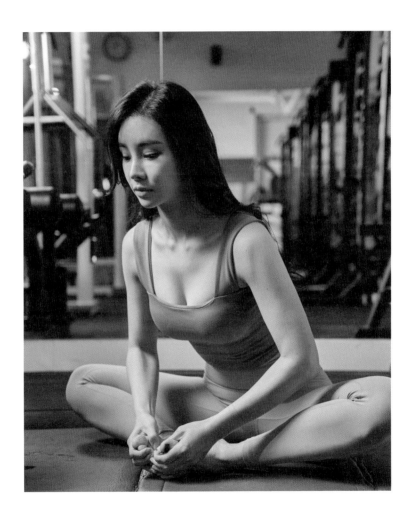

준비 운동

구르기를 하며 몸과 마음
동시에 살피기

요즘 한동안 바빠서 자기 전에 매트에서
구르기 스트레칭을 하지 못했다.
일이 바쁜 탓도 있었지만, 구르기를 하지 못해서인지
어깨부터 등까지 뻣뻣함이 이루 말할 수가 없었다.
그래서 오늘 밤에는 샤워하고 나서
매트를 펼치고 구르기를 했는데,
뒤로 굴렀을 때 발이 땅에 닿지 않았다.

구르기 스트레칭은
매트에 등을 대고 누워
고관절과 무릎을 접어
허벅지를 가슴 쪽으로 당겨
양팔로 허벅지를 껴안듯 잡고
내 몸이 공이 되었다고 생각하고
뒤로 굴러갔다가 되돌아오는 동작으로,
목부터 허리까지 척추를 마사지하는 스트레칭 방법이다.
나는 보통 자기 전 200회 정도를 하고 자는데,
그러면 다음 날 어깨도 한결 가볍고 목도 덜 아프다는 걸 느낄 수 있다.

마인드 & 바디 밸런스

며칠 만에 구르기 스트레칭을 하니

처음에는 뒤로 굴렀을 때 발이 땅에 닿지 않았다.

30회 정도쯤 되어서야 겨우 발이 땅에 닿았다.

구르는 중에도 허리가 땅에 닿을 때마다 쿵쿵하고 소리가 났다.

둔탁한 소리였다.

마치 기름칠이 안 된 기계처럼 매끄럽지 못했다.

가장 이상적인 몸 상태는

아이들의 몸 상태와 같다고 생각한다.

아이들의 몸은 유연하다.

나이가 들수록 근육이 뻣뻣해지고 유연성을 잃게 되는 것이다.

유연성을 잃은 몸은 부상의 위험이 크고

신체 관절 가동범위에도 제한을 가하게 된다.

같은 선상에서

가장 이상적인 마음 상태도

아이들의 마음 상태와 같다고 생각한다.

아이들의 마음은 유연하다.

아이들은 작은 것에 웃고 울고

자기 생각을 강요하지도 남을 쉽게 판단하지도 않는다.

나이가 들수록 내 안의 생각에 사로잡혀

뻣뻣해지고 유연함을 잃게 된다.

유연하지 못한 마음은 관계를 악화시키고

주위의 사람들도 잃게 해

결국, 마음에 상처를 가하게 된다.

몸이 굳고 있는 건
구르기 같은 운동을 해봄으로써 바로 알 수 있다.
그러나 마음이 굳고 있는 건 쉽게 알 수 없다.
그래서 다른 사람과의 관계가 악화되고
더 이상 손을 쓸 수 없게 된 상태가 되어서야
내 마음이 유연하지 못함을 알게 된다.

마음도 몸처럼 유연성을 체크할 수 있으면 좋을 것이다.
뻣뻣해지다 못해 찢어지기 전에 내가 알아차릴 수 있다면,
몸의 부상처럼 마음의 상처를 막을 수 있다.
몸이 굳어가는 것을
운동하면서 알 수 있었다면
마음이 굳어가는 것도
운동하면서 체크해야 한다.

이제 운동은 몸과 마음을 아울러야 한다.

이제 우리는 구르기 운동을 하는 순간에
내 몸과 마음을 같이 관찰해야 한다.
최소한 구르기를 하는 동안에
내 마음이 혹시 유연함을 잃고 있는지 살피고
마음을 위해 유튜브로 좋은 말씀을 듣는다거나

마인드 & 바디 밸런스

하루 중 감사한 사람들과 감사한 것들을 생각하면서
나만의 노력을 하는 것도 좋을 것이다.

이와 같이 운동을 하면서
항상 몸과 마음을 같이 관찰하는 습관을 들이면,
몸과 마음의 균형적인 발달에 도움이 될 것이다.
이것이 내가 운동을 통해 이루고자 하는
'마바밸'(마인드와 바디 밸런스)이다.

몸에 마음을
형상화하다

자존감은 감정이다.
따라서 눈에 보이지 않는다.
또한, 감정은 내 의지와 상관없이
일어났다 사라지는 성질을 갖는다.
이러한 추상적이고 관념적인 성질을 지닌
자존감을 올리고 싶어도 막막하기만 했다.

감정은 일상에서 지속적으로 관찰할 수도 없고
붙잡아둘 수도 없고 수치화하기도 힘들다.
그런데도 자존감의 중요성을 너무 잘 알고 있었고,
가능하다면 나의 자존감을 올리고 싶었다.

이러한 자존감을 일상생활에서
지속해서 의식할 방법으로
무엇이 있을까 생각하다가
'형상화'하는 방법을 생각하게 되었다.

형상화의 사전적 정의는

'형체로는 분명히 나타나 있지 않은 것을
어떤 방법이나 매체를 통해
구체적이고 명확한 형상으로 나타낸다'
정도로 풀이할 수 있다.

몸에 마음을 형상화한다면
몸과 마음을 연결해서 생각하는 습관을 지닐 수 있고,
몸에 기울이는 관심만큼 마음에도 관심을 가질 수 있다.

무엇보다 마음을 가시화해
몸의 자세를 교정하며 마음의 자세도 교정하면
몸처럼 마음도 통제가 가능할 것이다.

우울한 표정에 하락한 자신감을
굽은 어깨에 구겨진 자존감을
꺾인 허리에 왜곡된 자기 인식을
형상화했다.

이렇게 습관으로 형성된 몸에
습관으로 형성된 마음을 투영하는 것이다.

그다음, 운동으로 몸을 교정하며 동시에 마음을 교정하면 된다.

웃는 표정의 얼굴 근육을 발달시켜 우울한 표정과 하락한 자신감을 세우고,

등 근육을 발달시켜 굽은 어깨와 구겨진 자존감을 펴내고,
복근과 둔근을 발달시켜 꺾인 허리를 곧게 펴내고
올바른 자기 인식을 이루어내면 된다.

매일매일 의식해서 시간을 내고
운동을 통해 그 근육을 발달시키면서
내 몸과 마음이 교정됨을 느낄 것이다.

내 몸의 자세가 바르게 되어감에 따라
내 마음의 자세도 바르게 되어가고 있음을
확신할 수 있을 것이다.

보이지 않는 것에 확신을 갖기란 쉽지 않기에
그래서 지치고 결국 포기하게 되었다.
그러나 이제는 몸을 통해 마음을 볼 수 있으니
단련시키고 교정이 가능할 것이다.

굳어지고 이미 형성된 것을 바꾸는 데는
그 세월만큼의 노력과 시간이
필요하다는 것을 알고 있다.

처음에는 웃는 얼굴이 어색하고
등 근육의 힘을 느끼기도 어렵고
복근과 엉덩이의 힘을 잡기가 힘들다.

마인드 & 바디 밸런스

그러나 반복해서 사용하면 그 근육은 발달한다.
일정 시간을 내어 운동에 투자하고
일상생활에서도 의식적으로 노력해야 한다.
관성적이었던 행동과 생각을 바꾸고
몸과 마음을 동시에 움직여야 한다.

매일매일의 운동이 근거가 된다.
내가 최선을 다하고 있고
몸과 마음이 동시에 교정되며
오늘 더 나아지고 있다는
내가 나에게 주는 확신의 근거가 된다.

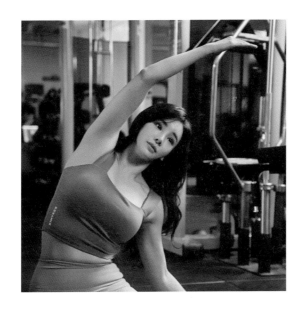

준비 운동

몸과 마음을
스트레칭하다

요즘 나는 몸과 마음을 연결 지어 생각하는
습관을 갖고자 노력한다.
내가 하는 행위에 몸과 마음을 연결 지어 의미를 새기고,
하루의 시작과 끝에 그 행위를 의식적으로 하고 있다.

휴일이라면
일어나서 동기부여 영상을 들으며
폼롤러로 목부터 다리까지 풀어주면서
몸과 마음을 스트레칭한다.
그 후, 스터디 카페에 가서
혼자 책을 읽고 글을 쓴다.
그리고 운동을 하면
그렇게 하루가 다 저문다.
자기 전, 다시 좋은 말씀을 들으며
매트 위에서 구르기를 하면서
몸과 마음을 유연하게 하며
하루를 마무리한다.

비행 가는 날도
이렇게 몸과 마음을 스트레칭해주면
서비스할 때 몸이 한결 가볍고
마음이 유연해져 여유가 생기고
심신이 안정된 나를 발견하게 된다.
그리고 비행 후 해외 체류지에 도착하면
항상 가지고 다니는 접을 수 있는 요가 매트를 펼쳐
호텔 룸(room)에서도
좋은 명상을 들으면서 구르기를 하며
몸과 마음을 살피고 잠을 청한다.

하루의 시작과 마무리에
폼롤러와 구르기를 하고
좋은 명상을 들으며,
몸을 이완시키고 마음을 이완시키는 것을
동시에 하고 있다.
몸과 마음의 스트레칭을 통해
몸과 마음의 유연함을 잃지 않으려고 노력한다.

운동할 때 본 운동을 위해
준비 운동으로 스트레칭을 하면
근육 내 온도를 상승시켜 본 운동을 수행하는 동안
근 손상과 같은 부상을 방지할 수 있고
근육의 유연성과 신체의 적응도를 향상시켜

준비 운동

어떤 운동을 수행해도 근육 사용이 좋아져
본 운동을 효율적으로 할 수 있다.
또한, 운동 후에는 정리 운동을 통해
신체 전반적인 혈액순환을 높여
지연성 근 통증을 예방하고
운동 후 근 피로를 감소시킬 수 있다.

하루를 보낼 때,
준비 운동과 정리 운동의 개념으로
몸과 마음을 이완시키는 스트레칭을 해야 한다.

하루를 잘 보내겠다는 목표하에
준비 운동으로 스트레칭을 하면
마음의 유연함이 향상되어
일상에서 작은 스트레스들에 타격을 입지 않고
일과 관계에 유연하게 대응할 수 있게 되어
정말 중요한 것에 효율적으로 집중할 수 있다.
또한, 열심히 하루를 보낸 후 스트레칭을 통해
몸과 마음을 유연하게 하면 회복력이 높아져
긴장되었던 몸과 마음이 이완되고
하루 피로도 감소하게 된다.

경직된 몸과 마음은

새로운 것을 받아들이기 힘들고

역경이 왔을 때 휘어지지 못하고 꺾여버린다.

스트레칭을 통한 유연한 몸과 마음이

빠르게 변화하는 세상에서 대응하는 힘을 길러줄 것이고

스트레스와 역경 상황을 겪은 후에도 빠르게 회복시켜준다.

자신이 운동 프로그램을 구성하는

트레이너가 되었다고 생각하고

본 운동 전·후에 스트레칭으로

준비 운동과 정리 운동을 구성하듯,

자신의 하루 일정의 처음과 끝에

몸과 마음을 스트레칭하는 시간을 넣어

하루를 짜임새 있게 구성하고 운영해야 한다.

몸 근육과
마음 근육

이번 바디 프로필을 찍는 목표는
몸 근육을 기르면서 동시에 마음 근육을 기르는 것이다.
그러다 보니 운동을 대하는 내 태도가
예전과 사뭇 다르다는 것을 느꼈다.

운동을 하며 몸과 마음을 연관 짓고
몸에서 답을 찾으려 하고 있다.

몸 근육의 성장을 살펴보면
타깃 근육의 근섬유가 찢어질 정도로 근 피로도를 높인 후,
단백질 위주로 영양 공급을 해주고 휴식을 잘 취하면
몸 근육이 성장한다.
이때 동반하는 통증은 필수 불가결한 요소다.

그렇다면 마음 근육의 성장도
마음 근육의 근섬유가 찢어질 정도로 아픔을 겪은 후
아파도 잘 먹고 잘 자야지만 가능하다.
이때 동반하는 아픔 또한 필수 불가결할 것이다.

마인드 & 바디 밸런스

마음 근육의 성장을 위해 일부러 아픔을 취하는 사람은 없을 것이다.

그러나 어쩔 수 없는 아픔이 찾아왔다면

그 아픔을 아픔으로만 끝내지 않고 마음 근육의 성장으로 이끌어야 한다.

여기서 핵심은 '잘 먹고 잘 자야 한다'는 것에 있다.

근섬유가 찢어진 상태에서 영양과 휴식을 취하지 않으면,

성장은 없고 그 자리에 상처만 남게 된다.

아파도 버티고 잘 먹고 잘 자야지만 마음 근육이 성장할 것이다.

고통, 그 이후는 성장이다.

나도 처음 벤치 프레스(bench press) 운동을 했을 때

30kg의 바벨을 겨우 들고 며칠 동안 통증에 시달렸지만,

지연성 근 통증이 회복되고 시간이 지나면서

내 몸 근육이 성장했다는 것을 느꼈다.

그래서 이제는 30kg의 바벨을 들어도 예전만큼 힘들지 않다.

마찬가지로,

지금 일어난 사건으로

많이 고통스럽고 마음이 아프지만

몸 근육의 성장 과정처럼

그 아픔도 시간이 지나면 괜찮아지고

내 마음 근육도 성장해

그와 비슷한 사건이 일어나도 예전만큼

힘들지 않게 될 것이라는 걸 알게 된다.

그러니 실패해서, 불합격해서, 이별해서
마음이 아플 수 있지만, 아픔이 그 사건의 전부는 아니다.
하나의 사건은 항상 좋은 점과 나쁜 점을 동시에 갖고 온다.
고통, 그 이면의 성장 가능성을 볼 줄 알아야 한다.

'아… 이 일로 내 마음 근육은 성장하겠구나.
나의 내면이 좀 더 단단해지고 있는 중이구나'라고 생각하고
아픔이 아픔으로 끝나지 않게
마음 근육의 성장으로 이어지게
아프다고 하더라도 잘 먹고 잘 자야 한다.
일어난 일을 바꿀 수는 없지만
그에 대한 내 태도는 바꿀 수 있다.

몸 근육과 마음 근육은 비슷한 원리로 성장하고
몸의 통증과 마음의 아픔도 비슷한 성질을 띤다.
그래서 몸에서 깨달은 것을 마음에도 적용해야 한다.

몸에서 답을 찾는 요즈음,
몸에서 깨달은 것을 마음에 적용해보고 있다.
이것이 생각의 유연함이다.
운동을 통해 몸을 통해 경험한 깨달음을
마음에 유연하게 적용하는 것이다.
생각을 할 때도, 몸과 마음을 구분 짓지 않고
통합적으로 아우르는 사고의 흐름을 갖는 것이다.

마음 근육은 보이지 않지만,
운동을 통해 몸 근육의 성장을 보며
마음 근육의 성장을 확신할 수 있다.

거울로 몸 근육의 성장을 확인하면서
마음 근육의 성장도 확신할 수 있을 것이다.

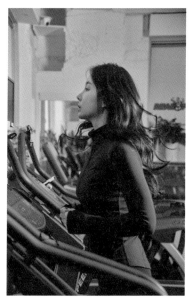
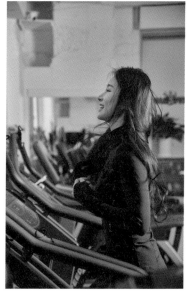

눈바디와
눈마인드

운동 시작 후 3주가 지나고 인바디 기계를 통해
내 몸의 변화를 살펴보았다.
체중은 1kg 증가했는데
골격근량이 1.7kg 늘고 체지방량이 2kg 줄었다.

결과적으로
3주 전보다 체중은 늘었지만 내 몸은 예전보다
더 단단해져 보이고 건강해 보였다.

몸의 변화를 보고자 할 때
우리는 인바디라는 기계를 사용해
체성분을 분석한다.

그 분석 결과에는
체중, 골격근량, 체지방량 등이
수치화되어 표시된다.
이 수치의 누적된 결과치를 통해
내 몸의 변화를 쉽게 알 수 있다.

마인드 & 바디 밸런스

그런데 요즘 젊은 사람들은
거울을 통해 몸의 변화를 살피는
눈바디[2]를 선호한다.

수치 대신
거울을 통해
내 몸의 변화를 살피고
사진을 통해 기록을 남긴다.

부분을 살피는 환원론적 사고가 아닌
전체를 바라보는 총체론적 사고의 접근이다.

수치들의 합만으로는 그 사람의 몸을
완전히 설명할 수 없다.
눈으로 보이는 그 사람의 몸의
균형과 조화를 보고 나서야 설명이 가능하다.

그래서
요즘 사람들은 눈바디를 통해
자신의 몸의 변화를 확인하고자 한다.
거울 앞에서

2. 눈바디 : 눈(眼)과 체성분 분석기 브랜드 '인바디'의 합성어로, 체중계상 몸무게보다 거울에
   비친 자신의 몸의 변화를 체크한다는 신조어

눈바디를 체크하듯이
눈마인드를 체크할 수는 없을까?
아니, 동시에 하는 것은 불가능할까?

일상에서 마음 상태를 확인하는 방법으로
가장 먼저 떠오르는 것은
심리테스트 또는 성격유형 검사다.

그러나
인바디 기계를 사용해 수치화하는 것이나
심리테스트를 통해 수치화하는 것이나
부분을 통해 접근하는 환원론적인 방법이다.
인바디 기계 대신 눈바디를 하듯이
심리테스트 대신 눈마인드를 해보자.

거울을 통해
내 표정을 살피고
슬픔과 기쁨의 균형,
미움과 고마움의 균형,
부정적 감정과 긍정적 감정의 균형이
잘 맞고 있는지 마음도 체크하는 것이다.

거울을 통해

마인드 & 바디 밸런스

눈바디 하는 그 시간에
눈마인드를 같이하는 것이다.

매일 아침
'내 몸 상태가 이렇구나'
'어제보다 살이 조금 빠졌구나'를 알 수 있듯이,
'내 마음 상태가 이렇구나'
'어제보다 잡생각이 조금 덜어졌구나'를 살피는 것이다.

매일 저녁
내가 혹시 많이 먹어 배가 나온 건 아닌지
내가 하루 동안 뭘 먹었는지를 살피듯,
하루 동안 내 감정은 어땠는지, 잡생각은 많이 하지 않았는지
좋은 감정보다 안 좋은 감정을 많이 가지진 않았는지
감사하는 마음보다 미워하는 마음을 많이 가지진 않았는지
칭찬하는 긍정의 말보다 험담하는 부정의 말을 많이 하진 않았는지
마음에 관심을 가지고 살피는 것이다.

매일매일 거울 앞에서
몸에 두는 딱 그만큼의 관심과 시간을
마음에도 두는 것이다.
이렇게 오늘도 나는
눈바디를 하면서 눈마인드를 한다.

일상에
운동을 담다

요즘 집에서 동영상을 보며 요가를 하고 있다.
요가를 하다 보면
가장 많이 듣는 말 중 하나가
호흡을 놓치지 말고 끝까지 이어나가라는 것이다.

근육이 단축된 부분을 늘리는 동작에서는
아픈 나머지 몸이 긴장하고
호흡이 거칠어지기 쉽다.

그럴 때마다 요가 강사님은
호흡에 더 집중해
끝까지 호흡을 놓치지 말라고 한다.

동작에 욕심내지 말고 호흡에 집중하면
어느 날 그 동작이 나에게 선물처럼 온다고 말한다.

내가 동작을 하는 게 아니라
동작이 나에게 온다는 것이다.

마인드 & 바디 밸런스

지금 할 수 없는 동작에 마음을 뺏기지 말고
지금 내가 할 수 있는 것에 마음을 두라는 의미다.
곧, 이 순간에 집중하라는 것이다.

요즘 과거의 후회와 아쉬움에 마음을 빼앗기고
지금을 살지 못하는 나에게
지금을 살라고 이야기하는 것처럼 들렸다.

동시에, 요즘 논문을 준비하며
심리적 압박감에 압도된 나에게
지금 할 수 있는 일부터
하나씩 하라고 말하는 것처럼 들렸다.

내가 해내고 싶은 요가 동작처럼
나도 살면서 이루고 싶은 목표가 있고
되고자 하는 나의 모습이 있다.

그런데 그 멋진 목표와 모습에
마음을 미리 가져다 두면
때로는 너무 막막하고
때로는 많이 불안하다.

이럴 때, 우리는 어떤 마음 자세를 취해야 할까?
우리는 운동을 통해 이미 체득하고 있다.

바로 운동을 할 때 우리가 취했던
마음 자세를 기억해내는 것이다.

바로, 호흡에 집중하는 것이다.
바로, 지금 눈앞에 내가 할 수 있는 것에 집중하라는 것이다.
바로, 목표를 위해 지금 내가 할 수 있는 일을 해내는 것이다.

그렇게 한순간을 살고 하루를 살다 보면
어느 날 내가 그리던 목표와 내 모습이
선물처럼 나에게 와줄 것이다.

운동은 이렇게 우리에게 많은 것을 일러준다.
그것을 읽어내는 것은 우리의 몫이고
그것을 일상에 담는 것도 우리의 몫이다.

운동을 통해 배운 것을 일상에 담아 적용하고 응용하면
판단을 내릴 때 기준을 제시해주고
때로는 삶에서 힌트를 제시해준다.
마치 《연금술사》에서
우주의 소리를 듣는 산티아고처럼
운동이 일러주는 소리를 듣는 우리가 되길 바란다.

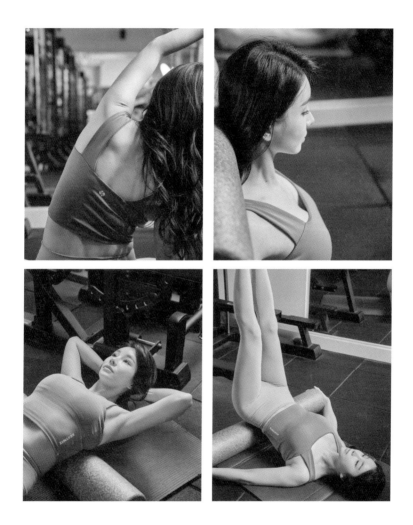

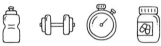

Mind & Body Balance

무산소 운동

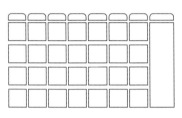

무산소 운동

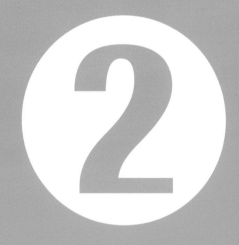

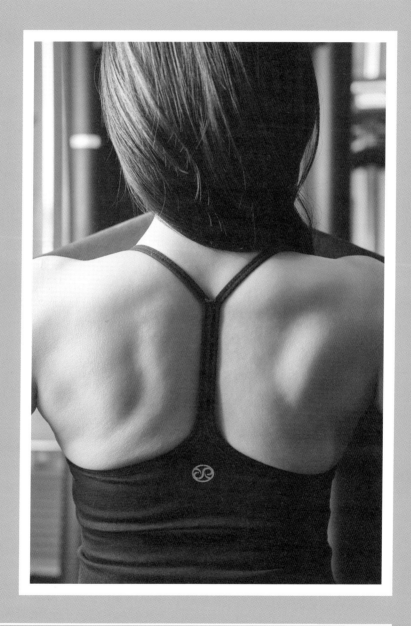

몸 자세와
마음 자세

오늘은 등 운동하는 날이기에
웨이트 머신을 이용해 랫 풀다운(lat pull down) 운동을 했다.

이 머신를 사용해 운동하기 전에 폼롤러를 이용해
등 부위를 자가 근막 이완[3]해주고
광배근(넓은 등근) 부위에 동적 스트레칭을 해준다.
그뿐만 아니라 광배근이 해부학적으로
제7 흉추(등뼈), 견갑골(날개뼈)의 하각,
그리고 하부 늑골(갈비뼈)에서 시작해서
상완골(어깨와 팔꿈치 사이에 있는 긴 뼈)에
붙어 있다는 것을 알아야 한다.
또한, 맨몸으로 광배근의 움직임을 익히고
세라 밴드를 이용해 탄성 저항 운동으로
몸에 움직임을 익힌 후에야
비로소 웨이트 머신을 사용하게 된다.
랫 풀다운 머신을 사용할 때도

3. 과활성화된 신경근막조직의 활성을 감소시키거나 긴장을 이완시키는 방법

마인드 & 바디 밸런스

엉덩이와 복부의 힘으로 코어를 먼저 단단하게 잡고
어깨를 눌러 승모근의 개입을 최소화한 상태에서
최대한 등 근육의 힘을 사용해
머신의 손잡이 바(bar)를 잡아당기라고 배운다.

이렇게 웨이트 머신을 사용해
운동을 하나하나 배울 때마다 운동 지도사들이 차근차근
근육의 해부학적 구조와 근육의 스트레칭 방법은 물론이고
기본 동작부터 시작해 본 동작으로 단계적 수행을 만들어주어
부상과 보상작용을 최소화할 수 있게
바른 몸 자세를 알려준다.

그런데 나는 바른 마음 자세에 대해서
전문가로부터 자세한 지도를 받은 적이 없었다.
마음과 생각이 어떤 속성을 가졌고, 어떻게 작용하며,
어떤 감정이 약한 경우에 보상 감정으로 일어나는 감정이 무엇인지에 대해서
학교에서도 배우지 못했고, 이를 가르쳐주는 학원도 없었다.
그렇기 때문에 마음과 생각을 지속적으로 잘못 사용해
더 이상 혼자의 힘으로 다잡을 수 없게 되었을 때에야
비로소 마음의 병원을 찾아야만 했다.

몸의 중요성은 너무나도 잘 알지만
그와 못지않게 중요한 마음에 대해서는
너무도 관심이 없었다.

30대가 되어서야 마음과 생각의 속성에 대해 알게 되었다.
인제 와서 돌이켜보면 마음과 생각에 대해 너무 몰랐기 때문에
그동안 그렇게 마음이 힘들었고 항상 불안정했던 것 같다.

내 20대 후반, 어느 날의 기억에 의하면
때마침 주말에 비행이 없는 쉬는 날이었으나
친한 친구들은 모두 약속이 잡혀 있었다.
주말이라 굉장히 나가서 놀고 싶어서
카카오톡 목록에 있는 그리 친하지 않은 친구들에게까지
놀러 나가자고 메시지를 보냈다.
그 당시에도 이렇게까지 하는 내가 이해가 되지 않았지만,
혼자 있는 게 너무 싫었고 외로움을 직면하기에
나는 겁이 났고 마음의 힘이 없었다.

나의 20대는 외로운 감정으로 가득 찼었고
그 외로움의 감정을 제대로 알지 못해 두려워했으며,
그 감정을 떨치기 위해 사람이나 물건에 집착했으나,
결국, 채워지지 않아 다시 고통스러워했다.

전현수 박사님의 《생각 사용 설명서》에 따르면,
마음에 일어나는 감정은
하늘에 떠다니는 구름과 같다고 한다.
그렇게 마음에 스르르 나타났다가 스르르 사라지는 것이다.
이 감정이라는 속성을 알면

마인드 & 바디 밸런스

감정이 지나간다는 것을 인지하게 된다.

그렇기 때문에 그 감정에 얽매이거나 피하거나 하지 않게 된다.

그저, 감정을 바라보게 된다.

감정을 지나가는 구름처럼 나와 분리해서 볼 줄 안다.

얼마 전에도 집에 혼자 있는데 외로움이 느껴졌다.

하지만 이제는 그 감정에 얽매이지도 피하지도 않는다.

그저 바라본다.

그리고 내가 나에게 말을 건넨다.

'우진아, 너 지금 외롭구나'

이렇게 감정을 인정하고 수용하며 바라본다.

그리고 잠시 후에 알게 된다.

이 외로움이란 감정도 지나갔다는 것을…

마치 흐르는 구름과 같이…

이것이 감정을 대하는 바른 마음 자세다.

몸의 부상을 막기 위해 바른 몸 자세가 필요하듯,

마음의 상처를 최소화하기 위해 바른 마음 자세를 익힐 필요가 있다.

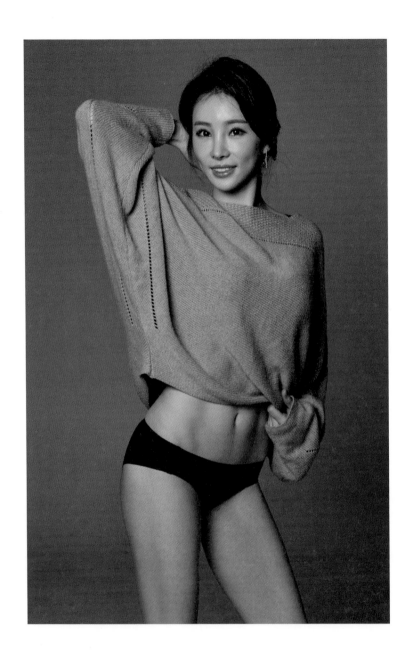

마인드 & 바디 밸런스

몸과 마음의
3대 측정

"회원님, 3대 200은 될 거 같은데요!"

오늘 헬스장에서 트레이너가
최근 몸이 부쩍 좋아진 나에게 건넨 말이다.
나는 이 말을 듣고 기분이 좋아졌고
내 몸이 많이 성장했다는 것을 느낄 수 있었다.

웨이트 트레이닝을 하지 않는 사람들에게는 이 말이 낯설 수 있는데,
웨이트 트레이닝에서 3대 운동은
스쿼트(squat), 데드리프트(dead lift), 벤치프레스(bench press)로,
이 3종목을 1회 반복할 수 있는 최대 중량을 측정해
더한 값의 합이 3대 측정값이다.

즉, "3대 200은 될 거 같은데요"의 한 문장 안에는
'당신의 몸을 보아 하니 웨이트 트레이닝의 대표 3대 운동인
스쿼트, 데드리프트 그리고 벤치프레스를 다 합쳐 200kg를
들 수 있을 정도로 몸이 좋은 것 같아요'라는 뜻을 함축하고 있는 것이다.
그러니 나는 이 칭찬에 굉장히 만족했고,

나의 몸 성장을 가시적으로 확인할 수 있었다.

요즘 젊은이들 사이에서
"나 토익 점수 몇 점이야"라고 하면
그 사람의 영어 실력을 가늠할 수 있듯이,
"나 3대 몇이야"라고 하면
그 사람의 운동 능력치를 가늠할 수 있다.
운동 능력치를 수치화해서 표현하는 것을 보면서
웨이트 트레이닝이 이제는 참 많이 보편화되었다는 것을 알 수 있다.

이렇게 몸의 능력치를 평가할 때 대표적인 3대 측정을 한다면,
마음의 능력치를 평가할 때 우리는 무엇을 측정해야 할까?

마음의 건강함을 측정할 3가지 대표적인 것을 꼽으라면,
자존감, 자기효능감, 회복 탄력성을 들 수 있을 것 같다.

자존감은
한 개인이 자신을 존중하며 자신이 가치 있다고 여기는 정도로,
한 개인의 자기 자신에 대한 평가적인 태도다.
사람은 외부의 자극에 대해 반응을 하게 되어 있는데
이 자존감의 튼튼함 정도에 따라 다른 반응을 보이게 된다.
따라서 자존감은 자신에 대한 비난이나 다른 사람의 평가에도
흔들리거나 무너지지 않는 '마음의 근력'이라고 말할 수 있다.

자기효능감은

특정 상황에서 자신의 능력이 얼마나 유능한가에 관한 개인적 판단이면서

적절한 행동을 성공적으로 해낼 수 있는가에 관한

개인적 신념이다.

똑같은 상황에서도 자기효능감이 높은 사람은

자신의 능력치에 대한 신뢰를 바탕으로

더 노력해 좋은 결과를 내게 되어 있다.

따라서 자기효능감은 자신의 능력에 대한 신뢰를 바탕으로

지속하려는 '마음의 심폐 지구력'이라고 할 수 있다.

회복 탄력성은

극복력, 적응 유연성, 탄성 등으로 대체되어 사용되기도 하는데,

크고 작은 역경과 시련, 그리고 실패를

오히려 도약의 발판으로 삼아 극복하고,

원래의 안정된 심리적 상태를 되찾으려는 성질이나 능력을 뜻한다.

이것은 일상의 작은 스트레스에서도 작용해

부정적인 감정에 오래 머물지 않고 다시 원래로 되돌아오게

자신의 감정을 컨트롤하는 데 도움을 주어

정신적, 신체적 건강을 유지하는 데 많은 기여를 한다.

따라서 회복 탄력성은 넘어져도 다시 일어나는 힘인

'마음의 유연성'이라고 할 수 있다.

이러한 마음의 3대 측정요소는

개별적으로 작용하지 않고 서로 영향을 주고받게 되며

이들의 합으로 마음 능력치를 가늠할 수 있다.

즉, 한 사람이 어떠한 실패를 겪게 되었을 때 일으키는 힘은
자신의 능력에 대한 신뢰를 바탕으로 한 번 더 해보려는 자기효능감,
그 실패를 다른 관점으로 해석해 오히려 도약의 발판으로 삼아
다시 원래대로 돌아오려는 유연한 회복 탄력성,
그리고 그 기저에 자신을 가치 있고 긍정적인 존재로 인지하는
튼튼한 자아존중감이 상호작용하는 것이다.

몸과 마음의 균형을 위해
신체적 체력을 측정하기 위해 3대를 측정하듯이
정신적 체력을 측정하기 위한 3대를 측정해보며
신체적 체력과 정신적 체력을 동시에 길러보자.

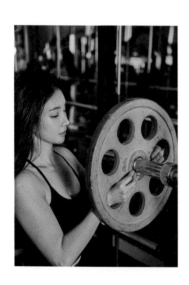

마인드 & 바디 밸런스

내 마음의 코어,
자존감

저번 주까지는 어깨 운동을 위해 양쪽에 3kg의 덤벨을 들고
덤벨 숄더 프레스(dumbbell shoulder press) 운동을 했다.
그러다 보니 내 어깨 근육이 이 무게에 적응해
이 무게가 더 이상 무겁게 느껴지지 않았다.
그래서 오늘은 양쪽에 5kg의 덤벨을 들고 운동을 했다.
덤벨 숄더 프레스 운동의 주동근은 삼각근이지만
그에 못지않게 힘을 주어야 하는 곳은 코어 근육이다.

코어(core)는 핵심, 중심부를 뜻하는 단어인데,
코어 근육은 우리 몸의 가장 가운데 위치한
허리, 복부, 골반 그리고 엉덩이와 같은 부위를
튼튼하게 받쳐줄 힘을 가진 곳을 말한다.

코어에 힘을 주고 덤벨을 들어올려야
몸이 흔들리지 않고 정확한 몸 자세를 취할 수 있다.
그래야 주어져야 할 곳에 제대로 힘이 들어가
타깃 부위의 근육을 발달시키고
무거운 중량에도 몸이 흔들리지 않는다.

그래서 튼튼한 코어의 힘은 모든 운동의 기본이 되고
무거운 무게에도 우리 몸을 지탱해주는 기반이 되는 것이다.
즉, 몸에 가해지는 외부 자극에 몸이 제대로 반응하도록
중심적인 역할을 하는 것이 바로 우리 몸의 코어인 것이다.

그렇다면 마음의 코어는 무엇일까?

우리 마음도 주변으로부터 크고 작은 자극을 받고
그에 대해 반응을 한다.
자극과 반응 사이에는 '자존감'이라는 마음의 코어가 있다.

튼튼한 자존감이 있으면
주어진 자극에 적절한 감정으로 반응할 수 있다.
그 자극이 심적으로 버겁고 힘겹더라도
비틀어서 생각하지도, 꼬아서 생각하지도 않고
제대로 바라보고 해석하는 것이다.
즉, 튼튼한 자존감을 가지지 못하면
외부의 자극에 대해 왜곡된 해석을 해서
적절한 타깃 감정이 나오지 못하고
다른 감정들이 발현된다.

한번은 비행기 안에서 불만을 심하게 드러내는 손님이 있었다.
그때, 여자 팀장님이 그 손님을 응대하게 되었는데
이 팀장님은 나중에 나에게 이렇게 말했다.

마인드 & 바디 밸런스

"저 손님이 내가 여자라서, 내가 결혼을 안 해서
나를 만만하게 보고 이러는 거야."
나는 사실 팀장님의 이런 해석에 적지 않게 놀랐다.

튼튼한 자존감이 없으면
그 상황에서 주어진 자극에 적절한 감정을 일으키지 못하고
열등감과 피해의식과 같은 감정을 일으킨다.
이와 같이 자극과 반응 사이에 자존감의 해석이 존재하는 것이다.

신체의 중심인 코어가 튼튼해야 발달시키고 싶은 근육이 잘 발달되듯,
마음의 코어인 자존감이 튼튼해야 발현시키고 싶은 감정이 잘 발현된다.

그래야 내가 감당할 수 있는 것보다
더 버겁고 힘겨운 상황에 놓이더라도
튼튼한 자존감을 바탕으로 마음 자세를 취해
외부 자극에 적절한 감정을 발현시킬 수 있다.

체형 교정과 심형 교정

오늘은 거울 앞에서 내 몸을 유심히 관찰해보았다.
예전부터 느껴왔던 것이지만, 어깨가 앞으로 살짝 굽은 것이 느껴졌다.
일명 '라운드 숄더(round shoulder)'였다.
아마도 지금까지 습관적으로 취한 생활 속
몸 자세가 만들어낸 체형이다.

거울 속에 내 굽어진 어깨를 보니
내 움츠러든 자존감이 연상되었다.
그와 동시에 이 굽어진 어깨를 펴는 운동을 하면서
내 자존감도 꽃처럼 펼쳐지면 좋겠다는 생각을 했다.

자존감이라는 단어를 심리치료를 받을 때 처음 듣게 되었다.
자존감은 자신의 가치에 대한 주관적 판단이면서 평가다.
어쩌다 내 자존감이 이렇게 움츠러들었을까 생각해보니
굽어진 어깨처럼 움츠러든 자존감은
지금까지 의식하지 못하고 관성처럼 해온
마음 자세가 만들어낸 심형인 것이다.

마인드 & 바디 밸런스

몸 자세가 잘못되면 체형이 변형되듯,
마음 자세가 잘못되면 심형이 변형되는 것이다.

몸 자세가 잘못되었다면
운동과 생활습관으로 체형 교정을 하면 되듯이,
마음 자세가 잘못되었다면
운동과 생각습관으로 심형 교정을 하면 된다.

그런데 몸은 형체가 있어서
나아지고 교정되는 것을 볼 수 있는데,
자존감이라는 감정은 형체가 없어
나아지고 교정되는 것을 볼 수 없다.
그래서 방법을 몰라 솔직히 막막했다.

그러다 움츠러든 자존감을 굽은 어깨에 형상화하는
나만의 방법으로 굽어진 어깨가 펴지는 것은
곧, 움츠러든 자존감이 활짝 피어나는 것이라고
내가 의미를 부여하면 나만의 메타포(metaphor)가 되는 것이다.

그래서 굽은 어깨를 펴기 위해
랫 풀다운(lat pull down) 운동을 하면서
한 동작을 할 때마다 마음속으로
'나의 자존감이 활짝 피어나고 있다'라는
말을 만트라(주문)처럼 되뇌었다.

굽은 어깨는 하루아침에 쉽게 펴지지 않는다.
매일매일 꾸준한 운동과 더불어 생활 속 바른 몸 자세로
코어에 힘을 주고 견갑골(날개뼈)을 모아
어깨를 펴고자 노력해야만 효과를 볼 수 있다.

자존감도 이와 같다.
한두 권의 자존감 책을 읽었다고 해서
금방 생기는 것이 아니다.
생활 속에서 마음 자세를 끊임없이
신경 쓰며 의식하고 노력해야만 한다.

몸의 변화가 쉽지 않듯이,
마음의 변화에도 시간을 주어야 하고
몸에 들이는 그 노력만큼 마음에도 들여야 한다.

그러니 운동을 하면서
몸 자세를 살피면서 동시에 마음 자세를 살피는 것은
매우 효율적인 방법이다.

오늘도 굽은 어깨를 펴기 위해 등 운동을 한다.
몸을 움직이며 동시에 마음을 움직인다.

언젠가
내 굽은 어깨가 펴지는 날

마인드 & 바디 밸런스

나의 자존감도 꽃처럼 활짝 피어날 것이라 믿는다.

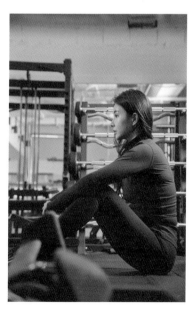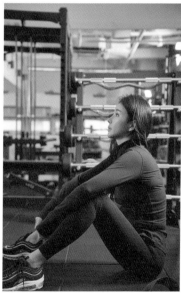

무게중심

오늘은 데드리프트(dead lift) 운동을 하는 날이다.
몸 앞쪽에 50kg 중량의 바벨을 들고 하기 때문에
몸이 앞으로 넘어지지 않게 무게중심을 잘 잡아야 한다.

이처럼 데드리프트 동작을 수행하기 전,
정확한 운동 자세(몸 자세)를 꼼꼼히 확인하고 시작한다.
발바닥의 무게중심이 잘 맞춰져 있는지,
복부와 엉덩이로 코어는 잘 잡고 있는지,
바벨을 앞으로 든 상태에서는 무게가 몸 앞쪽으로 실려 있기 때문에
무게중심을 맞추기 위해 엉덩이를 몸 뒤쪽으로 보내려고 안간힘을 써야 한다.

운동 동작을 수행할 때
기반이 되는 무게중심을 잘 잡아야
흔들림 없이 동작을 제대로 수행할 수 있다.

무게중심이
물체의 아랫부분에 있을수록
지면과 맞닿은 면적이 넓을수록

마인드 & 바디 밸런스

물체는 안정적인 상태가 된다.

반대로
무게중심이 높은 곳에 있을수록
물체는 불안정하며,
무게중심에서 그은 수직선이
물체가 닿는 밑면을 벗어나면
물체는 균형을 잃고 넘어지게 된다.

이처럼 우리 삶에서도
자신의 무게중심을 잘 잡아야
삶의 균형을 맞출 수 있다.

나는 항공사 승무원이면서,
대학원 박사과정에 있고,
하루의 대부분을 운동으로 보내고 있다.
이 세 꼭짓점이 이루는
삼각형이라는 밑변 안에서
나는 사람들과 일을 하고
관계를 맺으며 살아간다.

그 관계에서 안정적이기 위해서는
무게중심은 항상 내 안에 있어야 한다.
나 아닌 상대에게 지나치게 관심이 기울거나,

하나의 역할에 지나치게 치중하면
무게중심이 내 안에서 벗어나게 된다.
그러면 중심을 잡지 못하고 넘어지게 된다.

또한, 안정적인 무게중심을 위해
관계를 만드는 밑면의 면적을 넓혀야 한다.
면적이 좁으면 그만큼 관계는 협소해지고
그 안에서 상대에게 영향을 많이 받게 된다.
그러나 면적이 넓으면 그만큼 관계는 넓어지고,
한정된 에너지에서 상대가 나에게 미치는 영향력은 작아진다.

삶은 계속 변화하고 그 안에서 맺는 관계로
나의 삶도 변화할 수밖에 없다.
그 변화하는 삶에서 안정감을 느끼기 위해서는
무게중심이 항상 내 안에 머물게 하도록 애써야 한다.

마인드 & 바디 밸런스

저항하는 힘

오늘은 가슴 운동을 하는 날이다.
처음 벤치 프레스(bench press)를 할 때는
20kg의 바벨을 들었는데
지금은 30kg까지 들고 하고 있다.
이처럼 차츰차츰 가슴에 부하를 가하며
근 성장을 시키고 있다.

벤치 프레스를 할 때 가장 많이 듣는 말은
바벨과 팔꿈치가 일직선에 위치하도록 해서
팔꿈치가 바벨의 무게를 다 받아야 한다는 것이다.
이는 중력을 이용해 가슴에 부하를 주는 것인데,
바벨이 중력에 의해 밑으로 떨어지는 무게를
팔꿈치가 그대로 받아 가슴 근육에 온전히 전달하기 위해서다.

질량을 가진 물체는 지구의 중력에 의해
밑으로 떨어지려는 성질을 갖고 있다.

내가 30kg의 바벨을 들고 있다면

그 바벨은 중력에 의해 밑으로 떨어지려 할 것이다.

그러나 내가 그 바벨을 못 떨어지게 저항하며 버티며 들어 올리는 것을
바로 저항 운동이라고 한다.

즉, 저항 운동에서의 저항은 중력(gravity)에 대한 저항인 것이다.

너무나 당연한 중력에 저항하고
고통을 감내하면서 얻어낸 결과는
눈에 보이는 근 성장이다.

근 성장을 위해서는 값비싼 장비도, 복잡한 기술도
필요하지 않다.

그저 중력의 방향으로 주어진 부하를 저항해
근육에 자극을 가함으로써 근 성장을 이루어내면 된다.

이때 필요한 것은 점진적 부하의 원리에 기반한
반복과 꾸준함이다.

가끔 우리도 태어나면서 주어진,
어쩌면 본인에게 당연하다고 느끼는 환경에
저항하며 꿈을 이루어낸 사람들을 볼 수 있다.

어려서부터 주어진 가난 또는 불우한 가정환경으로
주변에서 볼 수 있는 사람들을 따라 관성의 법칙대로
똑같이 살아가는 사람들이 대부분이다.

그러나 그 와중에도

주어진 환경에 저항하며
끊임없이 도전하며 고통을 감수하고
성장하고자 노력하는 사람도 있다.

나는 사람을 나눌 때,
환경에 물드는 사람,
환경에 물들지 않는 사람,
그리고 환경을 바꾸는 사람으로
나누곤 한다.

다르게 말하면, 그들은
환경에 물들지 않는 사람들이다.
주변의 좋지 않은 것들에 물들지 않고
저항하는 사람들이다.

그들은 주어진 대로 삶을 살지 않는다.
주어진 것과 당연한 것들에 저항하며
본인이 원하는 대로 삶을 만드는 사람들이다.

그렇기에 조금씩 조금씩
자신이 감당할 수 있는 삶의 무게를
스스로 짊어진다.

운동을 통해 어렴풋이 알게 되었다.

중력을 거슬러

점진적으로 부하를 가하며

감내한 고통 후에는

눈에 보이는 성장이 있다.

태어나면서 주어진,

당연하다고 느끼는 환경에 저항하고

성장을 하고 싶으면

끊임없이 도전하며

삶의 무게를 스스로 짊어져야 한다.

그 무게를 저항하고 버티면

어느 순간 성장한 나를 만나게 될 것이다.

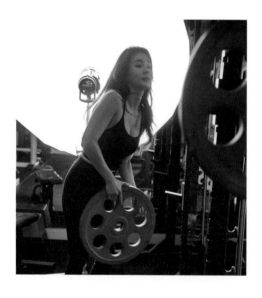

마인드 & 바디 밸런스

밀기 운동과 당기기 운동을 통한
'밀당'의 정석

오늘은 당기기 운동을 하는 날이다.

등 근육을 발달시키기 위해

랫 풀다운(lat pull down),

암 풀다운(arm pull down),

풀 업(pull up)과 같이

이름에 풀(pull)이라는 당기는 동작이 들어가는

'당기기 운동'을 한다.

당기기 운동을 할 때

등 근육 못지않게 힘을 주어야 하는 곳이 있다.

바로 복부와 엉덩이다.

우리는 이 부위를 코어(core)라고 부르는데,

코어 근육이 단단하게 잡히지 않은 상태에서

당기기 운동을 할 경우

정확한 자세가 나오지 않고

발달시켜야 할 등 근육에

힘이 제대로 전달되지 않는다.

이처럼 웨이트 트레이닝을 할 때

편의상 '밀기 운동'과 '당기기 운동'으로 구분해 운동하는데,
밀기 운동은 가슴, 어깨 그리고 삼두근 운동처럼
밀어내는 동작으로, 근육을 발달시킬 때 하고,
당기기 운동은 등과 이두근 운동처럼
당기는 동작으로 근육을 발달시킬 때 한다.
앞서 말했듯, 밀고 당기는 운동을 할 때 가장 중요한 것은
'신체의 중심'인 코어의 힘이 잘 잡혀 있어야 한다는 것이다.

코어를 단단히 잡은 후에
몸의 중심부로부터 밀고
몸의 중심부로 당기는 것이다.

코어가 잡히지 않으면
불안정한 지반 위에 집을 짓는 것처럼
불안정하고 보상작용을 일으켜
오히려 신체의 불균형을 초래한다.
이러한 밀당(밀고 당기기)의 기술은
운동뿐만 아니라 인간관계에서도 사용된다.

그런데 이러한 밀당의 기술을 배워서 사용하다가
오히려 관계가 잘못되는 경우도 종종 있다.
밀당을 적절하게 사용할 줄 아는
코어의 힘을 가지고 있어야 하는데
코어 강화 없이 밀당의 기술을 사용할 경우,

역효과가 나는 것이다.

관계를 위한 밀당의 기술에서 필요한
코어는 '자기 자신의 내면'이다.

동일한 기술도
익히는 사람의 내면의 힘에 따라
다르게 발휘된다.

자신의 내면이 단단하게 잘 잡혀 있어야
힘이 조절되고 밀당의 기술이 효과를 발휘하는 것이다.

이처럼 연애를 비롯한 관계의 밀당에 있어서도
자기 자신의 내면 강화가 먼저 이루어져야 한다.

항상 자신이 중심이 되고 자신을 신뢰하며
혼자서도 충분히 즐겁고 행복한 삶을 살면서
다른 누구에게도 크게 흔들리지 않는
단단한 내면을 갖는 것이 중요하다.

자신의 내면을 강하게 하는 단계를 거치지 않고
관계에서 밀당의 기술을 사용하는 것은
불안정한 관계를 만들 뿐만 아니라
보상작용으로 잘못된 연애관이나 가치관을 가질 수 있고,

그것이 자신에게 상처로 다가올 수 있기 때문에 유의해야 한다.

밀고 당기기 운동에 앞서 코어의 힘을 길러야 하듯,
관계의 밀당에 앞서 자기 내면의 힘을 먼저 길러야 한다.

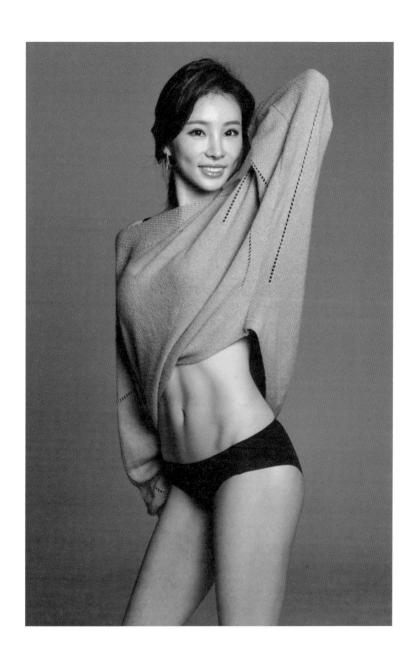

자주 사용하는 근육과 감정은
발달한다

요즘 가장 큰 성장을 보이고 있는 것은
상체 운동인 푸시 업(push up)이다.

처음 운동을 시작했을 때는
제대로 된 자세에서 푸시 업을 다섯 개 정도 겨우 했다.
그러나 요즘에는 1세트에 10개씩 3세트를 거뜬히 해낸다.

이는 개인 운동시간에 약점을 보완하기 위해
상체 운동을 선택해서 했기 때문이다.
가슴 운동, 어깨 운동, 그리고 등 운동 등
상체 운동 위주로 하다 보니 상체 근육이 많이 발달해
상체와 하체의 발달 정도가 균형 있게 맞춰졌다.

사실 나는 어렸을 때부터
하체가 상체보다 발달된 체형이었고
불과 몇 달 전까지도 그랬다.
그래서인지 초등학교 때 체력장에 참가하면
단거리나 장거리 달리기처럼 하체를 쓰는 운동은

마인드 & 바디 밸런스

자신이 있었고 계주로도 활약했지만,

턱걸이는 1초도 못 버티고 내려오기 일쑤였다.

얼마 전까지도 나는 하체 운동을 더 좋아했고

더 많은 운동 시간을 할애했다.

우리는 잘 타고난 부위의 근육이

운동을 통해 더 쉽게 발달되는 경향이 있고

그러다 보니 그 부위의 운동을 더 하고 싶어지게 되어

결국, 근육에도 불균형이 나타나게 된다.

우리의 근육과 감정은 같은 원리로,

자주 사용하는 근육과 감정이 발달하게 되어 있다.

우리 각자는 자주 사용하는 감정이 있다.

자주 사용하는 감정은 다른 감정보다 쉽게 잘 일어난다.

잘 일어나는 감정에도 근육이 생겨 그 감정만 더 발달하는 것이다.

그러다 나중에는 내 의지와 상관없이 자동적으로

그 감정이 다른 감정에 앞서 자극에 반응한다.

예를 들어, 불안한 감정을

자주 느끼는 사람이 있다고 하자.

그 배경에는 가족의 영향력을

빼놓을 수 없을 것이다.

불안한 감정을 자주 보이는 엄마 밑에서

자란 아이는 다른 사람에 비해

불안함을 자주 느끼며 자라왔을 것이다.

자주 느끼는 이 불안한 감정은
어느덧 나에게 익숙한 감정이 된다.
익숙한 감정은 쉽게 일어나고
그 감정의 날개에 근육이 붙는다.
그러다 나중에는 감정이
자동적으로 일어나게 되는 것이다.
모든 일이 잘되어가도 불안하고,
때로는 가만히 있어도 불안한 것은 이 때문이다.

우리 몸의 근육들과 같이
마음 안의 생각과 감정의 근육들도
발달 정도가 다 다르다.

내가 자주 하는 생각과 자주 느끼는 감정은
상대적으로 잘 발달된다.
부정적인 생각과 감정의 근육이 더 발달되면
마음의 불균형이 생긴다.
그러다 심해지면 정신 불건강이 오는 것이다.

우울함이 지속될 때 그쪽으로만 근육이 발달해
마음의 균형이 흐트러지고 불균형이 지속되면
정신 불건강을 초래하는 것처럼 말이다.

하체 근육이 발달된 사람은

상체 근육 운동량을 늘리면서
몸의 균형을 맞출 수 있다.

이와 같이 부정적 또는 건강하지 못한
생각과 감정의 근육을 많이 사용해온 사람은
의식적으로 긍정적이고 건강한 생각과
감정의 근육을 선택해 자주 사용함으로써
그 근육을 발달시키면 된다.

신체 근육의 선택적 사용으로 몸 균형을 이루는 것처럼
생각과 감정의 선택적 사용으로 마음 균형을 이루어야 한다.
그래야 더 나아가 몸과 마음의 균형도 이룰 수 있다.

몸과 마음이 강한 사람

"우진 회원님은 강하시니깐
오늘 스쿼트(squat)는 바벨 50kg을 들어도 될 거 같아요."

오늘 스쿼트를 할 때 트레이너가 나에게 한 말이다.
그 말을 듣고 '나는 강한 사람인가?' 한번 생각해보게 되었다.

나에게 '몸이 강한 사람' 하면 연예인 김종국 씨가 떠오른다.
김종국 씨는 〈미운 우리 새끼〉라는 프로그램에 출연해
운동하는 모습을 자주 보여주는데,
그의 강함은 하하 씨와 양세찬 씨와의 운동 모습과 대비되어 두드러진다.
대만 헬스장에서 하하 씨와 양세찬 씨와 함께
힙 쓰러스트(hip thrust) 운동을 하는데
김종국 씨는 100kg의 바벨을 들어 올려도
몸 자세에 흔들림이 없이 견고한 모습을 보이는 반면,
하하 씨와 양세찬 씨는 두 다리가 흔들리기 시작하며
몸 자세가 흐트러짐과 동시에 주저앉아 버렸다.
이 모습을 보면서 김종국 씨가 정말
몸이 강한 사람이라는 생각을 했다.

무거운 무게를 들고도 몸 자세가 흔들리지 않았다는 것은
그 무게를 감당할 신체적 힘이 있다는 것, 즉 몸이 강하다는 의미다.

그렇다면 마음이 강한 사람은 어떤 사람일까?

그건 바로 외부의 자극에 심적으로 크게 동요되지 않고
마음 자세가 흔들리지 않는 사람이다.

정신과 선생님들은 환자들을 진단할 때
일어난 일에 대한 환자의 반응 정도를 보고
그 환자의 정신 건강을 살펴볼 수 있다고 한다.

우리는 살다 보면 타인에게 비난을 받기도 하고
감당하기 힘든 상실감이나 배신감뿐만 아니라
자존감을 낮추는 말을 듣게 되는 상황에 놓일 수 있다.
이럴 때 마음이 강한 사람은 크게 흔들리지 않는다.
그래서 외부의 자극 중 하나인 다른 사람의 말과 행동에 의해
흔들리지 않는 사람이야말로 정말 마음이 강한 사람이다.

다시 말해,
다른 사람의 판단과 평가에 크게 동요되거나 흔들리지 않고
자신의 가치를 스스로 부여하고 증명해내는
사람이 마음이 강한 사람이다.
이런 사람들은 다른 사람의 말에 움츠러들지도 않고

크게 화를 내지도 않으며 감정적 소모 없이 자신의 삶을 산다.
이런 사람들을 상처 줄 수 있는 사람은 아무도 없다.

물론 이 경지에 이르기는 쉽지 않다.
따라서 김종국 씨가 양세찬 씨에게
"운동은 반복이야"라고 했듯이
계속 반복하며 훈련해야 한다.

'몸 근육' 운동을 하듯 '마음 근육' 운동을
반복해서 훈련해야 한다.
그래야 외부의 강한 저항과 자극이 오더라도
흔들리지 않는 힘을 기를 수 있다.
이렇게 몸 근육과 마음 근육을 균형적으로 강하게 기른 사람이
강한 사람을 넘어서 건강(健康)한 사람이라고 할 수 있다.

근육통과 성장통

오늘은 하체 운동을 하는 날이다.
하체 운동을 하게 되면 근육이 찢어질 것 같은
'불맛'을 맛보게 된다.
그렇게 집중을 해서 하체 운동을 하면
다음 날과 그다음 날은 걷는 데 불편할 정도의
지연성 통증이 생길 거라는 것을 예상할 수 있다.

그런데 난 운동을 하고 난 후 느껴지는
이런 근육통을 매우 즐긴다.
운동을 좋아하는 사람은 알겠지만,
운동 후에 느껴지는 이러한 통증은 일종의 희열이다.
이 고통은 내 근육이 성장하고 있다는 방증이기 때문이다.
그래서 다음 날 근육통이 없으면
전날 운동이 제대로 안 된 것 같은 느낌이 들 정도다.

이처럼 근육을 만들고 성장시키기 위해서는
먼저 근육에 자극을 주어야 한다.
타깃 근육의 근섬유가 찢어질 정도로 집중해서 운동하면

우리 몸에 있는 면역체계가 작동한다.

그래서 이틀 정도는 심각한 근육통(지연성 근 통증)을 경험하는 것이다.

이렇게 근육에 대한 근 피로도를 높인 후,

단백질과 탄수화물 위주로 영양 공급을 시켜야 한다.

영양 공급이 이루어지면

체내 근육 성장에 관여하는 호르몬과 함께

근 비대가 이루어지고 근 성장이 가능하다.

이것이 근육이 발달하는 원리다.

얼마 전, 〈미운 우리 새끼〉에서 김종국 씨가

"고통은 신이 주신 선물이다"라고 말했다.

이 의미는 근 성장을 위해 근육통은 필수 불가결하고

그 고통을 통해서만 근 성장이 이루어지기 때문에

고통을 이렇게 해석하지 않았나 싶다.

이처럼 근육을 성장시키기 위해

우리는 애써 고통을 선택한다.

우리 인생에서도 성장을 위해서 또는

마음의 성숙을 위해서도

애써 고통을 선택해야 할 때가 있다.

그 과정에서 고통을 수반한 성장통은

필수 불가결한 요소다.

마인드 & 바디 밸런스

나의 성장과 인격적 성숙을 위해
고통을 감수하고 선택을 하는 것이다.
그러니 그 고통이 힘들다고
나에게 필요한 도전이나 선택을 피해서는 안 된다.

내 역량을 기르기 위해서
지금 익숙하고 편안한 직장을 그만두고
새로운 일에 도전해야 할 때도 있고,
나의 행복과 더 나은 삶을 위해서
지금의 관계를 끊고 혼자가 되는
선택을 해야 할 때가 있다.

이러한 고통의 선택은
성숙한 선택이고 건강한 선택이다.
이 과정에 동반되는 성장통은 힘들지만
내가 성장하고 있다는 간접적인 증거이고,
그것은 또한 내가 잘해나가고 있다는 방증이다.
그러니 의심하지 말고, 피하지 말고
몸의 근육을 기르는 과정처럼 여기고
확신을 갖고 고통을 선택하길 바란다.
그 후에는 눈에 보이는 성장이 있을 것이다.

생각을
말로 꺼내는 것의 힘

바디 프로필을 준비하면서
등, 가슴, 하체, 어깨와 팔 운동을
하루하루 돌아가면서 하고 있다.

이 운동들은 모두 필요하지만
그렇다고 모두 좋아하는 것은 아니다.
이 중에서 가슴 운동은 이상하게
처음부터 하기 꺼려지는 운동이었다.
가슴 운동 중 벤치 프레스(bench press)는 겁도 났고
푸시 업(push up)은 복합적인 상체 근육의 힘이 필요한데,
나는 근육들의 협응력이 약해 자세도 안 나오고 고통스러웠다.

그러나 이 속마음을 트레이너에게
말하고 싶은 것을 꾹꾹 참았다.
그뿐만 아니라 가슴 운동하는 날에는
싫어하는 티도 조금도 내지 않았다.

나는 말의 힘을 믿기 때문이다.

마인드 & 바디 밸런스

생각과 감정은 내 의지와 상관없이 떠오른다.
그러므로 이 생각과 감정이
항상 옳거나 평생 지속되지 않는다는 것을 잘 알고 있다.
조건과 상황을 만나 그냥 떠오른 것이기 때문이다.

그런데 이 생각이라는 것을 내 입 밖으로 꺼내는 순간,
이것은 내 주장이 되고 의견이 된다.
즉, 생각이 말이 되면서 형태를 띠고
힘을 갖게 되는 것이다.

그래서 트레이너에게
가슴 운동을 하기 싫다고 말해버리면
정말 내가 그 운동을 꺼리게 되고
싫은 감정이 너무나 분명해질 것 같았다.
그러고 나면 다시 좋아지기가 힘들 것 같았다.

이런 현상은 사람과의 관계에서도 작용한다.
내가 일하는 대한항공은 팀을 구성해 비행을 한다.
약 열여섯 명 정도의 팀원으로 이루어진 팀에는
다양한 성격의 팀원들이 존재한다.
그런데 나도 사람인지라
이 모든 사람이 다 좋을 수는 없다.
항상 불편하고 피하고 싶은
사람이 있을 수밖에 없다.

이럴 때 내 마음속에 한 사람에 대한
불편한 감정이 들 수 있지만,
나는 웬만해서는 입 밖으로 내어
다른 사람에게 말하지 않는다.
그러려고 굉장히 노력한다.

왜냐하면, 한 사람에 대한 불편한 감정을
입 밖으로 말하는 순간,
그 감정이 뚜렷한 형태를 띠게 되고
동시에 그 감정이 자명한 사실이 되기 때문이다.

또한, 사람의 감정과 생각은
가변적이기 때문에 상황에 따라
싫었던 사람이 좋아지기도 하고
좋았던 사람이 싫어지기도 한다.
그러니 '나는 이렇다'라고 단정 짓지 말고
'나는 변할 수 있다'라는 유연한 사고를 가져야 한다.

그뿐만 아니라, 넓디넓은 감정의 스펙트럼에서
좋고 싫다는 양극단의 감정만 취하지 말고
그 중간 감정이 있음을 인지해야 한다.
우리는 항상 양극단을 선택하려는 경향이 있다.
하지만 좋지도 싫지도 않은 그 중간은 언제나 존재한다.
항상 딱 부러지게 하나를 선택할 필요는 없다.

　　　　　　　　　　　　　마인드 & 바디 밸런스

'말이 씨가 된다'는 말처럼
우리는 우리가 하는 말의 힘을 항상 생각해야 한다.
그럼, 반대로 이 말의 힘을 이용할 수도 있을 것이다.

그래서 나는 가슴 운동을 하는 날은 일부러
"저 가슴 운동하는 거 좋아요"라고 말한다.
내가 가슴 운동을 좋아한다고 말하는 순간,
가슴 운동에 대한 반감은 줄어들고
가슴 운동을 즐기는 사람이 된 것 같다.

정말 놀라운 것은 바디 프로필 촬영 이후,
나는 상체에서 가장 많은 성장을 보았고,
지금은 정말로 가슴 운동을 좋아하게 되었다.

이처럼 불편한 누군가를 좋다고 말하는 순간,
나는 그 사람과 더 가까워질 수 있을 것이다.

말이 갖는 힘을 인지하고
필요에 맞게 말의 힘도 빌릴 줄 아는
지혜가 필요하다.

신체적 체력과 정신적 체력

오늘은 하체 운동을 하는 날이다.

이너 타이(Inner thigh) 머신을 이용해

내전근(모음근) 운동을 하는데,

처음에는 20kg의 중량에서 20회로 1세트를 수행한 후,

중량을 5kg씩 점진적으로 올려 1세트씩 더해나간다.

이렇게 35kg의 중량까지 올린 마지막 4세트에서는

15회 정도를 혼자의 힘으로 하고 나면

더 이상 두 다리를 모을 힘이 없다.

이럴 때는 힘이 없다고 그만하는 게 아니라

트레이너의 도움을 받아

5회 정도를 더 하고 세트를 마친다.

이것을 헬스 용어로

'강제 반복'이라고 한다.

나 혼자 더 이상 반복할 수 없는

실패지점에 이르면

뇌는 멈추라고 명령을 내린다.

마인드 & 바디 밸런스

그런데 그 명령을 무시하고
비록 트레이너의 힘을 이용해서 한 것이지만,
멈추지 않고 반복함으로써
나중에는 뇌가 굴복하는 원리다.

나는 이 운동법이 굉장히 매력 있다고 생각한다.
내 한계에 굴복하지 않고
운명을 거스르는 듯한 강인함이 느껴진다.

처음에 트레이너가 "회원님, 할 수 있어요"라고 말했을 때는
'내가? 왜 내가 할 수 있다고 생각하지? 힘들어 죽겠는데…'
라고 생각했다.
하지만 지금은 "회원님, 할 수 있잖아요, 저번에도 해냈잖아요!"라고
말하면 이제는 '그래 맞아, 저번에도 해냈지.
그러니깐 이번에도 난 할 수 있어!'라는 생각으로
트레이너의 도움을 받아
포기하지 않고 목표한 횟수를 채운다.
실패지점에서 다섯 번을 더 할 수 있었던 것은
옆에서 도와주는 트레이너가 있었기 때문이다.
옆에서 보조해주고 조금 힘을 더해줬을 뿐이지만,
나는 그의 지원에 힘입어
더 힘을 내고 포기하지 않은 것이다.

안 될 것만 같았는데 해낸 것을

뇌는 인지하고 몸은 기억한다.

이 경험으로 '뇌에 새로운 길'을 낸 것이다.
막연히 "할 수 있다"를 외치는 게 아니라
내 몸으로 경험하며 증명해낸
내가 만들어낸 뇌의 길이며, 동시에 생각의 길을 근거로
나는 나를 믿으며 "할 수 있다"를
힘 있게 외치게 되는 것이다.

근거 없는 외침은 공허하나,
근거 있는 외침은 강력하다.

운동을 하면서 지속해서
이런 경험을 통해 신체적 체력을 기르며
동시에 정신적 체력도 기르게 되는 것이다.

살면서 능력 이상의 것이라 판단되는
일들을 맡게 될 수 있다.
이럴 때 운동하면서 몸소 체득했던
실패지점에서 굴복하지 않고 해낸
'뇌의 회로에 각인된 기억'을 되살려
일상에 적용시켜보자.

마인드 & 바디 밸런스

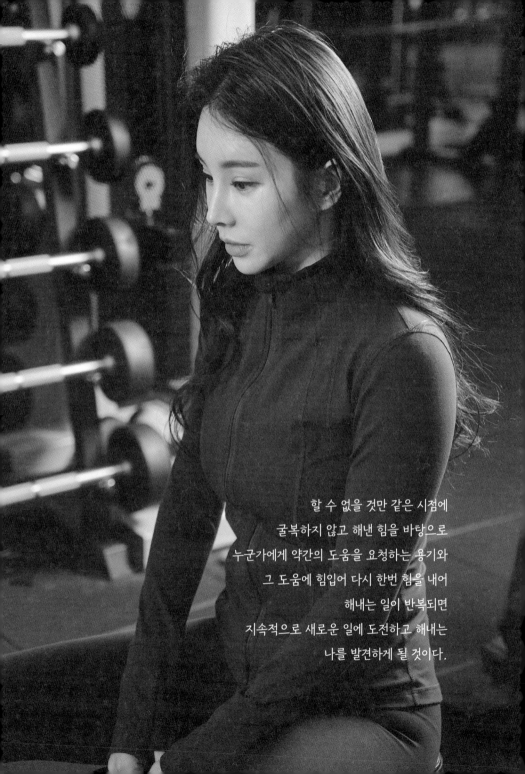

할 수 없을 것만 같은 시점에
굴복하지 않고 해낸 힘을 바탕으로
누군가에게 약간의 도움을 요청하는 용기와
그 도움에 힘입어 다시 한번 힘을 내어
해내는 일이 반복되면
지속적으로 새로운 일에 도전하고 해내는
나를 발견하게 될 것이다.

유산소 운동

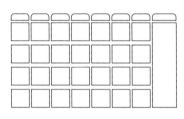

유산소 운동

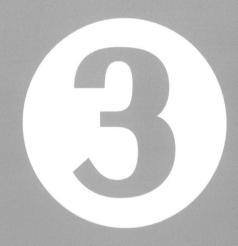

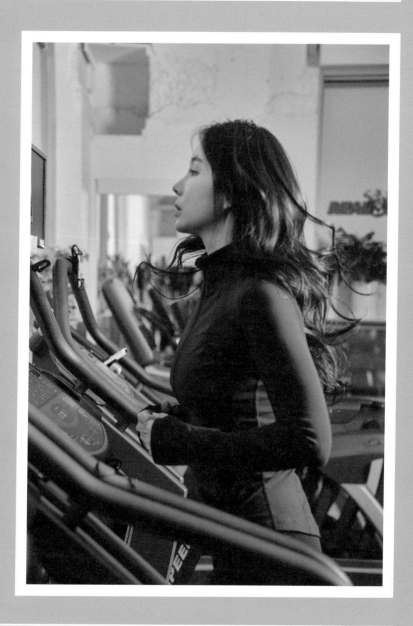

몸의 관성과
생각의 관성

헬스장에 가면 오는 사람은 매일 그 시간에 온다.

마치 "이 시간에 우리 꼭 봐요"라고 약속이라도 한 듯이

내가 가는 그 시간에 만나게 되는 사람들이 있다.

그래서 그 사람들이 한동안 보이지 않을 때는

'무슨 일이 있나?' 하고 혼자 신경이 쓰이기도 한다.

이것이 그 사람이 행하는 몸의 관성이다.

모든 물체는 자신의 운동 상태를 그대로 유지하려는 성질을 갖는다는

뉴턴(Newton)의 제1법칙인 '관성의 법칙'은 비단 물체에만 적용되는 것이 아니다.

사람도 자신의 생활 패턴을 유지하려는 성질이 있다.

그래서 그들은 자신이 하는 운동을 계속 유지하려는 성질로

몸의 관성에 따라 운동 습관이 형성된 것이다.

이처럼 내가 하는 생각들을 가만히 바라보면,

내 생각이 그동안의 마음의 관성에 따라

흘러가고 있다는 것을 알게 된다.

다시 말하면, 내가 생각을 하는 것이 아니라

생각이 마음의 관성에 따라 그저 흘러가던 방향으로

마인드 & 바디 밸런스

흐르고 있다는 무서운 사실을 알게 되는 것이다.

얼마 전, 뉴욕에 가는 비행기 안에서 내가 생각해도
어처구니없는 실수를 하게 되었다.
일반석 승객 약 300명의 식사를 책임지는 역할을 맡은 나는
식사 서비스 전 승객 수에 맞춰 앙트레(entrée, 주요리)를
오븐에 돌려 준비해놓아야 했다.
앙트레를 전부 다 돌린 줄 알았는데, 식사 서비스 중간에
오븐의 공간이 부족해 '나중에 돌려야지' 하고 치워두었던
앙트레 50개 정도가 안 돌려진 것을 나중에 알게 되었다.
식사 서비스가 시작이 되었고 식사 트레이에 얹어서 제공되어야 할
앙트레 50개가 차가운 상태로 있는 것이었다.
오븐에 돌리면 최소 20분이 걸릴 텐데, 지금은 식사 서비스 중이고
승객들에게 20분을 기다려달라고 할 수는 없었다.
급하게 상위클래스에 있는 전자레인지를 이용해 빠르게 앙트레를 돌리고
서비스는 다행히도 잘 마무리되었다.

그 실수가 비행 내내 마음에 남아
나 자신이 한심하다는 생각을 했다.
얼마 후, 선배들이 모여서 이야기를 하고 있었는데,
그중 한 명이 나를 힐끗 보는 시선을 느꼈다.
그 시선에 '내 실수를 이야기하고 있는 것 같다'라는
생각이 바로 들었다.

예전 같으면 '내 생각이 맞다'라고 생각해 의기소침해서
그 순간 그들에게 다가가지 못했을 것이다.
그러나 어제는 '어쩌면 내 생각이 그저 관성대로 흐른 것 아닐까?'라는
생각이 들었다.
그렇다면 사실은 내 생각과 다를 수 있을 것이라는 생각도 들었다.

생각의 관성을 인지한 순간이었다.
생각의 흐름을 직시하면 생각이 마음의 관성에 따라
그 방향대로 흘러가는 것을 알 수 있다.

그래서 어제는 속으로
'아니야. 아마 대화를 하다가 그냥 나를 본 것이고
나와 시선이 마주친 것뿐일 거야'라고
관성에 따라 흐르려는 생각을 바로잡았다.
그리고 자연스럽게 그들의 대화에 끼었다.
그런데 그들은 그저 재미있게 자신들의
휴가 이야기를 하고 있었던 것뿐이었다.

우리는 어쩌면 우리가 인식하지 못했을 뿐,
살아가면서 이런 일들이 많았을지도 모른다.
실제 상황을 그대로 보지 못하고
자신의 생각과 추측에 사로잡혀
'내 생각이 맞다'라고 단정 지어버린 적이 많았을 것이다.

마인드 & 바디 밸런스

생각이라는 장막을 걷어내고
'사실'을 정확하게 볼 줄 알아야 한다.
그러기 위해서는 생각의 관성이라는 성질을 인지하고
생각이 그저 흐르던 방향으로 흐르려고 할 때,
'그만!' 하고 멈출 수 있어야 한다.

생각의 흐름을 바꿔야 한다.
그러기 위해서는 몸을 이용하는 것도 좋다.
고개를 흔든다거나
큰 숨을 들이쉬면서 기지개를 켜보는 것도 좋다.
무엇보다 가장 좋은 것은 장소를 바꾸는 것이다.

운동을 하러 가는 것이다.
운동을 통해
몸동작을 바꾸면서
생각의 흐름도 바꾸고
몸 자세를 바르게 교정하면서
마음 자세도 교정하는 것이다.

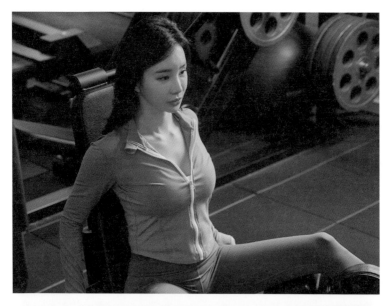

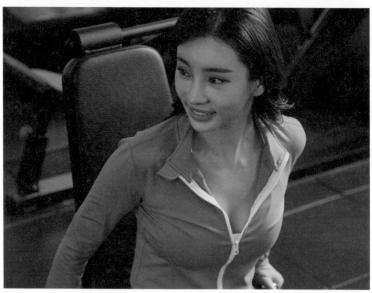

마인드 & 바디 밸런스

'아바 운동'과
무조건적인 반응

아침 일찍 '아바(아이스 바닐라 라떼)'를 들고
아침 공기를 마시며 운동을 하러 가는
나 자신도 좋고, 아바도 좋고, 운동도 좋다.

내가 유일하게 단것을 먹는 시간은
운동하는 시간이다.
운동할 때 내가 좋아하는 것을 함으로써
그 시간의 즐거움이 배가 된다.

운동을 하면 즐겁다는 사람들을
한 번쯤은 만난 적이 있을 것이다.
이런 사람들을 만나면
신기하기도 하고 부럽기도 할 것이다.

이런 사람들은 공통적으로
운동할 때 좋은 느낌을 받는다거나
운동에 대해 좋은 기억을 가지고 있는 것이다.
또한, 그 좋은 감정이 오래 지속될 수 있도록

본인만의 노력을 하고 있다.

그렇다면 운동을 좋아하지 않는 사람도
운동하면서 좋은 느낌을 받을 수 있게 하면
지금은 중립적으로 다가오는 운동에 대해
긍정적인 느낌을 받을 수 있을 것이다.

이를 위한 방법의 일환으로
'파블로프(Pavlov)의 종소리 실험'을
운동에 적용해보면 좋을 것이라고 생각했다.

개에게 고기(무조건적인 자극)를 주면
개는 자동적으로 침(무조건적인 반응)을 흘린다.
그런 개에게 고기를 줄 때마다
종소리(조건 자극)를 울리는 것이다.
이를 반복하면 나중에 개는
종소리(조건 자극)만 들어도
침(무조건적인 반응)을 흘리게 된다는 것이
파블로프의 조건반사다.

이 이론을 운동에 잘 적용하면
운동에 좋은 감정을 심어줄 수 있다.
모든 사람에게는 자신이 무조건적으로 좋아하는 것이 있을 것이다.
자신이 무조건적으로 좋아하는 것을 찾고 나서

자신만의 규칙을 세우면 된다.

나에게는 그것이 '아바'였다.

나는 '아바'(무조건적인 자극)를 마시면 '기분이 좋아진다'(무조건적인 반응).

그리고 앞으로 '아바'는 '운동'(조건 자극)할 때만 마시기로 규칙을 세웠다.

그 후로 내가 좋아하는 '아바'(무조건적인 자극)와

'운동'(조건 자극)이 합쳐지면서,

나중에는 '운동'(조건 자극)만 해도

'기분이 좋아지게 되는 것'이다(무조건적인 반응).

이 '아바'와 '운동'의 연합 방법을

줄여서 '아바 운동'이라고 이름 붙였다.

그런데 이 방법은 운동에만 국한된 것이 아니다.

우리는 일상에서도 해야만 하는 무언가가 있을 것이다.

그게 누군가에게는 논문이나 글을 완성하는 것일 수 있고,

회사에서 프로젝트를 완성하는 것일 수 있다.

그럴 때 내가 무조건적으로 좋아하는 것(무조건적 자극)을

이것들(조건 자극)과 합치면,

나중에 우리 뇌는 이것들(조건 자극)만 해도

기분이 좋아지게 될 것이다(무조건적인 반응).

나에게 소중한 운동을 매일매일 지속하기 위해

나름의 방법을 고안해서 꾸준히 지켜나가면
나중에 내가 정말 힘든 순간에
운동이 나를 지켜줄 것이라 믿는다.

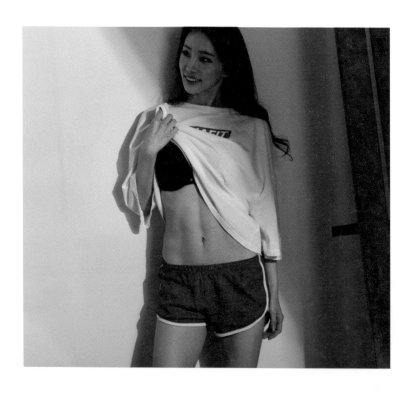

마인드 & 바디 밸런스

운동으로
생각을 환기시키다

요즘에는 대학원 소논문과 진급시험 준비로

비행이 없는 날에는 많은 시간을 책상에 앉아 보내고 있다.

그런데 책상에 앉아 5시간 정도가 지나자

알 수 없는 답답함과 중압감에 머리가 깨질 것 같았다.

그래도 장거리 비행 후 한국에서 이틀밖에 쉬지 못하는 이 시간에

마무리해내야 한다는 생각으로 책상 앞에서

계속 그것을 붙잡고 있을 수밖에 없었다.

하지만 그러면 그럴수록 내 머리는 더 아팠고 집중을 할 수가 없었다.

이러면 안 되겠다 싶어 옷을 가볍게 입고

이어폰을 끼고 헬스장에 갔다.

'동기부여' 폴더에 있는 노래들을 들으며

신나게 유산소를 하고 나니 기분이 업(up)되었다.

상쾌하게 샤워를 하고 컴퓨터 앞에 다시 앉으니

막혔던 부분이 뚫리면서 빨려 들어가듯 집중하고 있는 나를 발견하게 되었다.

광화문 근처를 지나가다 보면

대기업 건물들이 많이 보이는데,

특이한 점은 건물 한 층에
헬스클럽이 들어서 있다는 것이다.

예전에 나는 직장 내 헬스클럽의 역할에 대해서
'직장인들은 매일 앉아서 업무를 보면 활동량이 적어
그만큼 살이 찌기 쉬우니까 헬스클럽이 있나 보구나'라고 생각했다.

사람은 참 자신이 아는 만큼의 범위 내에서 생각하게 되는 것 같다.
딱, 자신이 경험한 만큼의 크기로 세상을 보는 것처럼 말이다.

그러나 지금은 헬스클럽의 다른 역할이 보인다.
바로 운동을 통해 생각을 환기시키는 것이다.

운동을 통해 생각을 환기시킨다는 말은
몸소 경험한 사람만이 알 수 있는 느낌이다.

예를 들어, 회사에서 오늘 내가 맡은 업무를 처리하는 중이라고 생각해보자.
산더미 같은 자료를 찾고 덧붙이고 다시 찾고 보정하고
이러기를 반복하다 보면 내가 일 속에 파묻혀버린 느낌을 받는다.
일을 한 발 떨어져 보지 못하면 객관적 시선을 잃기 쉽게 되고,
새로운 방향의 접근을 시도하지 못할 가능성이 크다.

이럴 때 유연하게 장소를 바꾸어 운동을 해보길 권한다.

마인드 & 바디 밸런스

신나는 음악을 들으면서 땀을 흘리고 빨리 걷기를 해보자.
몸을 움직이는 순간,
미세하게 움직이는 세포를 느낄 수 있을 것이다.
빠른 템포의 음악과 몸의 움직임이 더해져 몸에 기운이 돌며
말 그대로 기분이 업(up) 되고 하이 텐션(high tension)이 되는
자신을 발견하게 될 것이다.
그다음 시원하게 샤워를 하고 아이스 아메리카노를 마시는 당신은
상쾌함과 작은 성취감을 동시에 느낄 수 있을 것이다.
좋은 감정과 더불어 생각이 환기된 상태로 다시 일에 임하게 되면
좀 더 객관적인 시선을 갖고 지금껏 처리한 일들을 보게 되고
조금 새로운 접근과 접목을 시도하게 되는 경험을 할 것이다.

이는 비단 일과 공부에만 해당하는 것이 아니다.
연애에도 해당한다.

내게 호감을 느낀 지 얼마 되지 않은 남자가 있었다.
하는 일이 많이 바쁘기도 했고
성격이 다정다감하지 않았던 탓인지 연락을 자주 하지는 않았다.
그러던 어느 날, 카카오톡 메시지로 연락을 하던 중
1이 사라졌음에도 불구하고
연락이 오지 않았다.
그날 보기로 되어 있기도 했고

대화 맥락상 마무리할 상황도 아니었기 때문에 많은 생각이 들었다.
아직 편한 사이가 아니라 일하는데 전화할 수도 없고,
대화 도중에 내가 무슨 실수를 했던 건 아닌지,
그날 약속을 취소하려는 건지 많은 생각이 들었다.
이러한 경험이 있는 사람들은 알겠지만
이런 상황에서는 다른 일을 하려고 해도 일이 손에 잘 안 잡히고
눈이 휴대전화로만 가게 되어 있다.

생각이라는 것이 하면 할수록 깊이 파고 들어가
자신만의 생각의 굴에 갇히게 된다.

그래서 나는 핸드폰을 '비행기 모드'로 바꾸고
헬스장으로 갔다.
신나게 음악을 들으며 운동을 하니
기분이 좋아졌고 상쾌해졌다.
무엇보다 장소를 바꾸어 운동하러 가면서
물리적으로 그 상황에서 떨어져 보니
최소한 그 상황에 매몰되지는 않게 되었다.

이는 정말 새로운 경험이었다.
운동 후 나아진 기분으로 돌아와 같은 상황을 보니
전혀 다르게 느껴지고 다른 해석도 가능했다.

마인드 & 바디 밸런스

사람은 상황에 얽매이게 되는 순간,

그 안에 매몰되고 뒤엉키게 된다.

따라서 유연하게 그 상황에서 한 발 떨어져나와

그 상황을 다시 보려고 애써야 한다.

이때, 가장 유용하고 건강한 방법이 운동이다.

운동을 통해 생각을 환기시키는 것이다.

Pain is inevitable,
Suffering is optional

러닝머신 위에서의 달리기도 좋지만
가끔은 날씨 좋은 날 양재천을 달리는 것도 좋다.
오늘은 양재천을 따라 달리는 나만의 훈련을 하는 날이다.

달리기를 할 때 나는 호흡에 집중한다.
'칙'에 들숨을, '폭'에 날숨을 이끄는 '칙칙폭폭'의 구령과
내 속도에 맞춰 호흡을 들이쉬고 내쉬는 것을 반복한다.
달리기를 지속하다 보면 정말 포기하고 싶은 생각이 들 때가 있다.
그럴 때면 이 생각이 마음에 자리 잡지 못하도록
호흡을 더 크게 내쉬며 생각을 밀쳐낸다.
힘들수록 더 거세게 '칙칙폭폭' 호흡을 들이쉬고 내쉰다.

시간은 달라도 달리다 보면 죽을 것만 같은 시점이
누구에게나 찾아온다.
운동 용어로 '사점(死點)'이라고 한다.
아무리 호흡에 집중해서 생각을 차단하려 해도
이 생각이라는 놈은 스물스물 내 의지와 상관없이
또 올라온다.

마인드 & 바디 밸런스

몸이 너무 힘들고 발이 너무 아프다 보니
'이러다 가슴이 터질 것 같은데'
'이러다 발이 터질 것 같은데'라는
생각이 내 머리를 가득 채웠다.

그 순간, 무라카미 하루키(村上春樹)의
《달리기를 말할 때 내가 하고 싶은 이야기》에서
읽은 구절이 떠올랐다.

"Pain is inevitable. Suffering is optional."

신체적으로 아픈 건 피할 수 없지만
그로 인해 정신적으로 계속 고통스러워할지는 내 선택이다.

이 구절이 이때 생각날지는 나도 몰랐다.
그러고 나니 '몸의 아픔에 내 마음을 사로잡히지 말아야지'
하는 생각이 번쩍 들었다.

그러면서 이 생각이 확장되어
'내가 지금 겪는 정신적 고통도 어쩌면 나 스스로 증폭시킨 건 아닐까?'
라는 생각이 들었다.

누구에게나 안 좋은 일은 일어날 수 있다.
그런데 어떤 사람은 금방 그것을 회복하고

또 어떤 사람은 한참을 그 고통 속에 매여 있다.

내가 어리석고 몰랐을 때는

나는 아픔의 크기와 경중에 따라

고통의 기간이 결정되는 것이라고 생각했다.

너무 큰일을 겪으면 그만큼 고통의 시기가 길어지는 것이고,

누군가를 너무 사랑하다 헤어지면 오랫동안 괴로운 것이 당연하고

마치 그래야만 할 것 같다고 생각했다.

그런데 이 생각이 틀렸다는 것을 알게 되었다.

그것은 아픔의 크기와 경중의 문제가 아니라,

그 사람이 지혜로운가 어리석은가의 문제다.

어리석은 사람은 지나간 아픔에 자신의 온 생각을 머물게 해

스스로 고통받고 있는 것이다.

다른 누구도 아닌 자신이 주는 고통인 것이다.

안 좋은 일은 아픔(Pain)이고,

아픔은 누구도 피할 수 없다(inevitable).

그러나 거기에 얽매여 고통스러워할지 말지는(Suffering)

본인의 선택이다(optional).

오늘도 나는 운동 덕분에 인생의 지혜를 얻게 되었고

몸과 마음이 더 건강해지고 있다.

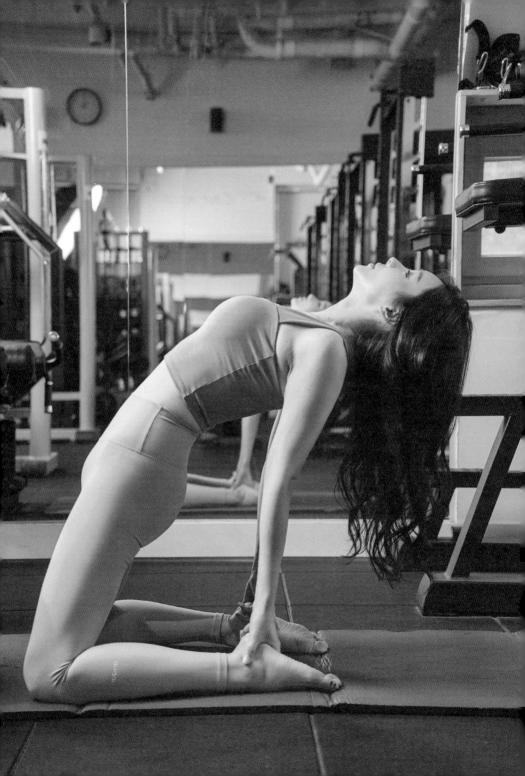

숫자 3에 관해

바디 프로필 촬영이 한 달 남았기에
오늘부터는 일반식을 끊기로 했다.

이제는 철저한 식단 관리를 하기로 한 것이다.
닭 가슴살, 토마토, 고구마,
이렇게 세 가지 음식만 섭취하기로 했다.

세상엔 정말 많은 다이어트 방법이 있고 음식들이 있다.
그러나 이것들도 모두 기본에서 파생했고
기본에 바탕을 두고 있다.
이 세 가지 음식이 바로 다이어트 식단의 기본이다.
여기서 무언가를 더하고 뺐을 뿐이다.

나는 다양한 선택지들이 있을 때, 항상 기본을 선택한다.
오리지널(original)한 것은 오래간다.
그것은 질리지 않는다는 말이고 그만큼 심플하다는 것이다.
심플해야 또한 오래 지속할 수 있다.

마인드 & 바디 밸런스

'닭 가슴살, 토마토, 고구마'
이 세 가지 음식을
앞으로 30일 동안
하루에 세 번씩 먹는 것이다.

나는 이 '3'이라는 숫자를 좋아한다.
나에게
1은 뭔가 독단적이고,
2는 뭔가 극단적이고,
3은 뭔가 균형적이다.

더 나아가
어떠한 일을 할 때도
'3의 구도'로 의식화한다.
그러면 그에 따라 행동만 하면 된다.

예를 들어 비행 근무를 하러 갈 때,
ID 카드, 여권, Bulletin(필수 휴대 페이지),
이 세 가지를 잊지 않고 챙긴다.
무언가를 공부할 때도
세 가지 참고서적을 동시에 보고,
지금 바디 프로필을 준비할 때도
헬스, 요가, 마라톤을 동시에 하고 있다.
더 나아가 나는 지금

항공사 승무원이면서 대학원생이고 운동을 취미 이상으로 하고 있다.
모든 것을 행함에 있어 '3의 구도'를 취하려고 하고 있다.

무엇을 하든지 '3의 구도'를 취하면
적당하다고 생각한다.
그 이상은 과할 수 있고
그 이하는 노력 부족일 수 있다.
무언가를 장기적으로 하려면
너무 과해서도 부족해서도 안 된다.
적당해야 한다.

숫자 3은 균형적이고
3의 구도는 적당하다.
3의 구도를 기준으로
몸을 적당히 사용하고
마음도 적당히 분배해야
삶의 건강한 균형을 이룰 수 있다.

마인드 & 바디 밸런스

몸 다이어트와
마음 다이어트

바디 프로필을 준비하는 과정은 간단하다.
골격근량을 늘리고 체지방량을 줄이면 된다.
그래서 우리가 운동을 하는 것이다.
그런데 열심히 운동하고 먹고 싶은 대로 먹으면
그저 '건강한 돼지'가 될 뿐이다.

그래서 식단 조절이 필요하다.
가능한 한 불포화지방의 섭취를 줄이고
약간의 탄수화물과 단백질 위주로 식단을 구성해야
근육 형성에 필요한 영양소를 섭취할 수 있고,
필요 이상의 지방 축적을 막을 수 있다.
그래서 우리는 음식을 먹되,
필요한 양만큼만 소식해야 한다.
건강한 소식이 바로 '소식 다이어트'다.

다이어트를 위해 소식을 해보면 알 것이다.
한 끼 식단에 섭취해야 하는 칼로리를 정해놓고
근육 형성을 위한 단백질로 먼저 구성한 후,

에너지를 내기 위한 탄수화물을 넣고
그다음 식이섬유인 채소를 넣는다.
한 끼 총칼로리를 맞추기 위해
음식 저울까지 사용해 무게를 재고
칼로리를 비교해서
음식을 넣고 빼고를 반복하며
음식을 선별한다.
즉, 아무것이나 먹지 않는다는 것이다.
몸에 좋고 필요한 것들로만 선별한다.

몸을 위해서 '소식 다이어트'를 하듯,
마음을 위해서 '생각 다이어트'를 해야 한다.

전현수 박사님의 《생각 사용 설명서》에서
처음 '생각 다이어트'라는 용어를 접했다.
이 책에 따르면 정신적인 문제를 호소하는 사람들의 공통점은
생각이 너무 많다는 것이다.
특히, 부정적인 생각들은 그 힘이 강하고
그로 인한 연쇄적인 생각을 불러일으킨다.
이때 불필요한 생각을 없애는 것이 '생각 다이어트'다.
이를 위해서는 먼저 일어나는 생각들을 인식하고 멈출 줄 알아야 한다.
그래야 생각이 만들어내는 부정적인 감정에
무분별하게 영향을 받지 않게 된다.
일어나는 생각들을 줄이기 위해서는

마인드 & 바디 밸런스

보는 것도 듣는 것도
만나는 사람들의 수도 줄여야 한다.
나에게 이로운 것과 사람들을
꼼꼼히, 그리고 철저히 따져서
선택해야 한다.
아무거나 보고, 듣고,
아무나 만나지 않는다는 것이다.

지방이 몸에 쌓이듯
생각도 마음에 쌓인다.

'무엇을 먹느냐'가 우리 몸을 만들 듯
'무엇을 생각하느냐'가 우리 마음을 만든다.

좋은 몸을 위해
필요한 영양소로 필요한 만큼만 소식하듯이,
좋은 마음을 위해
필요한 것만 취사선택하며 생각을 줄여야 한다.

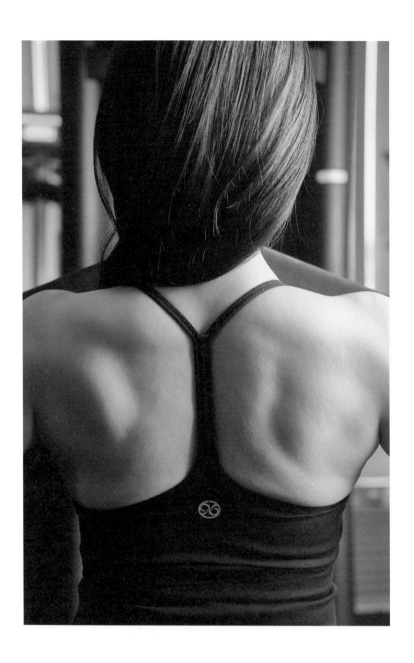

지방과 스트레스

바디 프로필을 준비하면서
예전보다 지방에 민감하게 되었다.
체지방량을 줄이는 것이
일차적 목표이기 때문이다.
근육을 크게 키우지 못하더라도
지방을 걷어내면 근육의 선명도가 높아져
바디 프로필에 적합한 몸을 만들 수 있다.
그래서 지방이라고 하면
제일 먼저 부정적인 반응이 나온다.

그런데 지방은 우리 몸을 이루는
중요한 성분으로, 뇌의 80%를 구성하고
우리 몸의 체온을 유지하며
장기를 보호하는 역할을 한다.
그만큼 우리 몸을 위해
없어서는 안 될 요소다.

다만, 항상 그렇듯

지방량이 지나칠 경우,
문제를 일으키는 것이다.
모든 것이 다 '정도의 문제'다.

우리가 인식하는 몸의 지방과
우리가 인식하는 마음의 스트레스의
성질이 매우 흡사하다는 생각이 들었다.

내가 이루고자 하는 목표가 있을 때
스트레스는 목표를 위해 어느 정도는 필요하다.
어느 정도의 스트레스는
집중력을 향상시켜 기억능력과 학습능력을 높여주고
면역력을 높여 건강에도 긍정적인 역할을 한다.

그러나 스트레스가 지나치거나 장기간 지속될 경우에는
정신적 건강에 문제를 일으킨다.
따라서 우리는 건강한 마음 상태를 위해
스트레스의 정도를 잘 유지하는 것이 필요하다.

몸속에 필요 이상 차지한 지방을 없애려면
지방의 속성을 알고 그에 맞춰 적절한 방법을 취해야 한다.
운동할 때 우리 몸은 에너지가 필요하게 되는데
이때 탄수화물, 지방, 단백질 순서로 에너지원을 사용한다.
따라서 몸에 있는 지방을 없애기 위해서는

탄수화물이 에너지원으로 다 사용된 후
지방이 사용될 때까지 꽤 오랜 시간
유산소 운동을 지속해야 한다.

이처럼, 지나친 스트레스를 제대로 제거하려면
스트레스의 속성을 잘 파악하고
그에 맞춰 적절한 방법을 선택해야 한다.
나에게 스트레스를 주는 요소를 정확히 파악해
사람과 함께하며 풀 것인지
혼자만의 시간을 갖고 풀 것인지
등을 잘 선택해야 한다.

특히, 스트레스를 술로 푼다면
다음 날 컨디션이 좋지 않아
악순환만 이어질 뿐이고,
스트레스를 먹는 것으로 푼다면
다음 날 후회만 남을 뿐이다.

차라리 잠을 자거나
신나는 음악을 들으며 운동을 통해
풀어보기를 권한다.
선순환의 고리를 만들게 될 것이다.
또한, 어느 정도의 스트레스는
일의 효율성과 성과에 필요한 요소임을 알고

스트레스에 좀 더 유연해질 필요가 있다.
스트레스받는 것에 너무 예민할 필요가 없다는 것이다.
문제는 문제로 만들 때 문제가 된다.

지방과 스트레스는 그 자체로는
좋은 것도 나쁜 것도 아니다.
다만, 양과 정도의 문제인 것이다.
그러니 지방과 스트레스에 너무 예민하지 말고
정도가 지나칠 때 그 속성을 잘 파악해서
적절한 방법을 선택해 관리하면 된다.

마인드 & 바디 밸런스

인생에서
나만의 때를 만난다

오늘은 트레이너가 코치로 있는 마라톤반 수업에 참여했다.

매봉산 근처에서 열리는
마라톤 수업은 주말에는 산을 오른다.
나는 마라톤 전문반이 아닌 취미반이라
지독한 훈련을 하진 않지만,
그래도 1시간 30분 정도를 쉼 없이 달린다.

오늘은 열 명이 한 조가 되어 산에 오르는 날이다.
처음 시작은 모두 한자리에서 한다.
각자 역량에 따라 자신의 속도로 멈추지 않고 달리지만,
어느 정도 시간이 지나면 격차가 발생하게 된다.

우리 조에는 고등학교 남학생이 있었다.
그 남학생은 정상까지는 줄곧
맨 앞에서 달렸다.
'역시, 젊은 피는 다르다'라고 생각했다.
그런데 정상을 찍고 내려가는데

그 남학생의 속도가 조금씩 줄더니
내 뒤까지 밀려나기 시작했다.
그러면서 이 마라톤 수업을
5년 넘게 참여하고 있다는
40대 아주머니가 선두로 올라섰다.

신기하면서도 희망적인 상황이라고 해석했고
그 순간, '마라톤은 우리의 인생과 비슷하다'는
말을 들었던 기억이 났다.

우리 모두는 인생에서 각자의 역량에 따라
자신의 속도로 살아가다 보면
어느 순간 자신의 때를 만나게 된다.

자신이 지금 비록 다른 사람보다 늦더라도
이 40대 아주머니처럼 꾸준히 하다 보면
자신의 때를 만나서 두각을 보이게 될 것이다.

이 자신의 때는 앞사람의 체력이 다해서일지,
정상에 가는 길일지, 정상에서 내려가는 길일지,
전혀 알 수 없고 내 능력으로 만들 수도 없다.
그저, 그러한 상황이 자연스럽게 만들어지는 것이다.

그러나 이 40대 아주머니가 달리기를 멈추거나 포기했다면,

마인드 & 바디 밸런스

선두에 서는 순간은 절대 오지 않았을 것이다.
그렇기에 자신만의 속도를 지키며 계속 달려야 한다.

이처럼 우리는 삶에서도 자신의 때를 기다리며
하루하루를 충실히 살아가야 한다.

물론 이러한 삶의 교훈은
산이라는 배경으로 1시간 30분이라는 '러닝 타임' 동안
내 두 눈으로 보았기 때문에 몸소 느낄 수 있었다.
이러한 삶의 교훈을 일상에서 지켜보기에는
우리 인생의 '러닝 타임'은 너무 길다.
그래서 내가 남보다 많이 뒤처지면 마냥 불안하고
나의 때가 안 올 것만 같다.
그러나 오늘 산을 오르고 내려오면서
내 눈으로 보고 내 몸으로 경험하니
이 교훈을 믿을 수 있게 되었다.

나의 속도를 지키며 달리다 보면 언젠가는 산 정상에 오르고
그러다가 나의 때가 되면 선두에 설 수도 있다.

그 나만의 때라는 것은 내 노력 여하와 상관없이
상황에 따라 자연스럽게 오는 것이니
남을 의식하지 않고 지금 내 호흡에 집중하며
계속 달리면 되는 것이다.

선택적 홀로서기

요즈음 비행을 가지 않는 휴일은
혼자 보내는 시간이 많다.
바디 프로필 촬영을 위한 식단 관리로
웬만해서는 사람들을 만나지 않기 때문이다.
그래서 쉬는 날은 온전히 나를 위해 시간을 쓰고 있고,
그러면서 내 시간을 온전히 통제할 수 있게 되었다.

내 시간을 내가 통제하면서 동시에
내 삶이 통제되는 느낌을 받는다.
뭔가 정렬이 되고 정화되는 느낌이다.
그러면서 내 마음이 안정되고
불안함이 많이 사라지는 걸 느낀다.

이유가 모두 다르겠지만,
정신적 불안정함을 겪는 사람들은
자신의 삶이 통제되지 않고 있다고 느끼고
자신에게 삶을 통제할 힘이 없다고 느낀다.
이렇게 통제되지 않는 지속적인 삶은

마인드 & 바디 밸런스

또다시 자신을 무력하게 만든다.

그러나 바디 프로필 촬영이라는 목표를 향해
시간을 통제하기 시작하면서
어느 정도 통제할 수 있다는 것을 느끼면
우리는 다시 '할 수 있다'라는 마음을 갖게 된다.

내 모든 시간을 통제하기 위해서는
그 모든 시간을 나를 위해서 사용해야 한다.
즉, 선택적 홀로서기를 해야 할 때다.

누군가는 혼자 보내는 시간이 인간 관계의 단절과
정신적 고립을 일으키지는 않을지 걱정할 수도 있을 것이다.

그러나 내가 있고 나서야 남이 있다.
내가 온전히 혼자 설 수 있을 때,
남과 건강한 관계도 가능하다.

특히, 정신적 불안정함을 겪는 시기에는
사실 누구를 만나도 온전히 그 사람에게
집중하고 그 시간을 즐길 수 없다.
이 시기에 사람들을 찾는 것은
의미 없는 후회와 푸념의 시간을 갖는
무의미한 킬링 타임(시간 죽이기)일 뿐이다.

타인을 내 '감정 쓰레기통'으로 써서는 안 된다.
그럴 때는 차라리 '선택적 홀로서기'를 택하자.

지금까지 나는
선택적 비행기 모드, 선택적 고통 등
'본인의 의지로 선택한 것들의 힘'에 대해 말해왔다.

선택적 홀로서기를 통해
내 시간을 온전히 나를 위해 사용하고 통제하고 관리하는
선택을 해야 한다.

이것은 마치, 높은 산 정상에서
작은 눈 뭉치를 굴리면 주변의 눈들이 뭉쳐져
큰 눈덩이가 된다는 '스노우볼 효과'처럼
나에게 주어진
1시간을 통제하고 하루를 통제하고
일주일을 통제해나가는 것이다.
그러면서 다시 내 삶의 통제권을
내가 되찾아야 한다.

선택적 홀로서기를 통해
내 시간을 온전히 통제해
내 몸을 내가 원하는 모습으로 만들어

마인드 & 바디 밸런스

바디 프로필을 찍었다는 작은 성취감은

나중에는 자신의 삶을 통제해

삶에서 성공이라는 큰 성취도 가능하게 할 것이다.

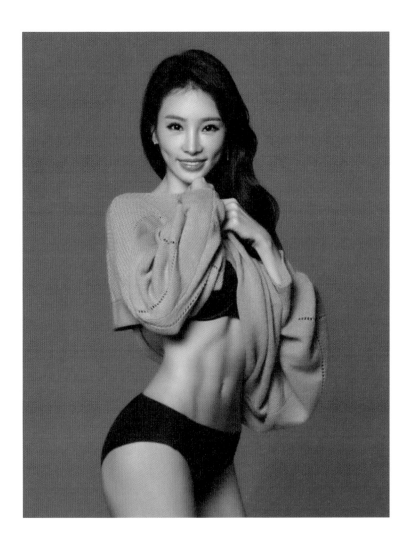

Just do it!

바디 프로필을 찍기 2주일 전부터는
아침에 일어나자마자 공복 상태로
유산소 운동을 시작했다.

공복 유산소 운동은 전날에 사용하고 남은
잉여 탄수화물(에너지)을 소진하기 위해서다.
동시에, 공복 시에는 지방조직에서
지질이 더 많이 동원되고 지질의 연소비율이
높아지기 때문에 체중 감량에 좋다.
이렇게 체지방을 태우는 것이
공복 유산소 운동의 목적이다.

그런데 항상 우리는
앎과 행함의 불일치를 경험한다.
공복 유산소의 필요성은 잘 알고 있으나
일어나자마자 바로 운동복을 입고
나가기란 쉽지 않다.

마인드 & 바디 밸런스

이런 나를 알기에
아주 강력한 경보음으로
핸드폰 알람을 설정하고
부수적으로 탁상시계로도
알람을 설정한다.

그런데 알람이 울렸을 때
한 번에 딱 일어나면 좋은데,
'너무 배고픈 상태에서 하면 근육이 빠지지 않을까?'
'컨디션 안 좋은데 굳이 지금 하는 게 맞을까?'
이렇게 침대에서 일어나기까지
셀 수 없이 많은 생각을 한다.

비단 공복 유산소를 하는 것에만 국한된 것이 아니다.
대학원에서 박사학위를 받기 위해서는
소논문을 졸업 전에 마무리 지어야 한다.
그런데 이때도 하기 전에 정말 많은 심적 갈등을 겪는다.
'지금 쓰는 게 맞을까, 다음 학기에 쓸까?'
'그 주제로 쓰는 게 과연 맞나?'부터
생각에 생각이 꼬리를 문다.

이처럼 일상생활에서도
우리는 하나의 행동에 이르기까지
지나치리만큼 많은 생각을 하고 심적 갈등을 겪는다.

생각해보면 정말 많은 에너지와 시간이
소비되고 있는 것이다.

그래서 이 문제를 어떻게 해결하면
좋을지 생각해보다가 답을 찾았다.

하기로 계획한 행동을 할 때는
생각하지 않는 것이다.
그냥 하는 것이다.

계획과 생각은 힘이 다르다.
계획은 미리 헤아려 작정하는 것이고,
생각은 그저 일어나는 것이다.
내 의지와 상관없다.
그렇기에 생각은 힘이 약하다.
생각 때문에 계획을 변경하지는 말아야 한다.

공복 유산소를 하기로 했으면
그냥 일어나면 되는 것이고
소논문을 쓰기로 했으면
그냥 쓰면 되는 것이다.

이렇게 하면 행동으로 이어지기까지
시간은 당연히 단축되고

머릿속에서는 갈등을 하지 않아도 되기에
많은 에너지가 절약되고
정신은 더 맑아질 것이다.
그리고 행동을 하는 그 순간에도
내가 하는 이 행동의 옳고 그름을
생각하지 말고 그냥 온전히 집중하면 된다.
그러면 우리 머릿속은 더 단순해지고
집중은 더 잘될 것이다.

오늘은 아침에 알람을 듣고 바로 외쳤다.
"그냥, 일어난다."

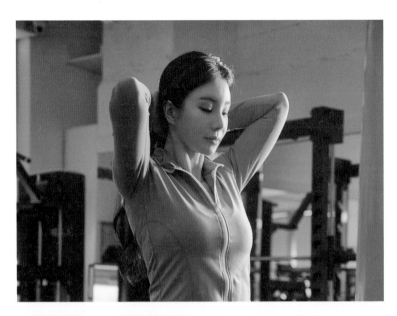

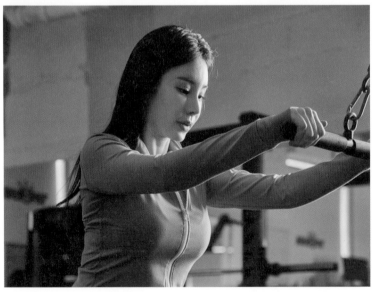

마인드 & 바디 밸런스

사점을 지나면 평온해지듯,
모든 것은 지나간다

마라톤 취미반에서 달리기를 오래하다 보면
발바닥이 타들어가는 '불맛'을 경험한다.
그뿐만 아니라 허벅지 근육이 끊어질 것 같고
심장이 터질 것 같은 고통을 느끼게 된다.
나중에는 정말 헥헥거리는 숨소리가
나와 당황스럽기도 하지만,
흘러나오는 이 안쓰러운 호흡을
막을 수는 없다.

그런데 이상하게 들릴지 모르겠지만,
나는 이런 고통을 겪으려고 굳이 주말에
마라톤반에 나가 달리기를 하는 것 같다.

운동하며 겪는 이러한 신체적 고통을 관찰하며
내면의 정신적 고통이 어떻게 사라지는지
알 수 있기 때문이다.

달리기를 통해 선택적 고통을 겪으면

신기한 경험을 하게 된다.

죽을 것 같은 고통의 순간인,
사점을 지나고 나면 그 고통이 사라지고
몸이 다시 가벼워지는 것이다.
또한, 죽을 것 같지만
절대 죽지 않는다는 것을 알게 된다.

이 죽을 것 같은 지점만 버티면 그 고통은 사라지고
나는 어떻게든 달리기를 마무리 짓는다.
이 경험은 나에게 깨달음을 준다.

어느 순간이 지나면
신체적 고통이 사라지듯,
시간이 지나면
정신적 고통도 사라진다.

그리고 아무리 고통스러워도
버티면서 결국은 마무리를 지어내는
나의 힘을 느낀다.

그러면서 생각한 것보다
내가 강하다는 것을 알게 된다.

마인드 & 바디 밸런스

이처럼 운동을 통해
신체적 고통을 극복한 경험을 하면서
정신적 고통도 극복할 수 있다는 것을
몸소 체득할 수 있다.

몸소 체득한 것은 잊히지 않는다.
그리고 이런 경험들은 내 안에 쌓여
힘을 발휘한다.

아무리 힘든 것도
결국, 지나간다는 것을 알기에
견디고 버틸 수 있는 힘이 길러진다.

그리고 내가 나에게 용기를 주고 힘을 준다.
'우진아, 넌 생각보다 강해. 넌 할 수 있어.
지금까지 다 버텨오며 해온 저력이 있잖아.
그러니 이번에도 잘할 거야. 난 널 믿어.'

그 무엇보다 중요한 것은
나를 믿는 힘이 생긴다는 것이다.

그러면 앞으로 어떤 일을 하든간에
불안해하지 않고 담담히 해낼 수 있다.
내 몸이 기억하는 나의 강인함 때문이다.

아마도 이것이 내가 운동을 지속적으로
하는 이유일지도 모른다.

앞으로 어떠한 시련이 와도
나는 버텨낼 힘이 있다는
그 믿음을 견고히 하기 위해
오늘도 나는 계속 달리고
중력을 버티며 들어올리고
고통을 선택하는 것인지도 모른다.

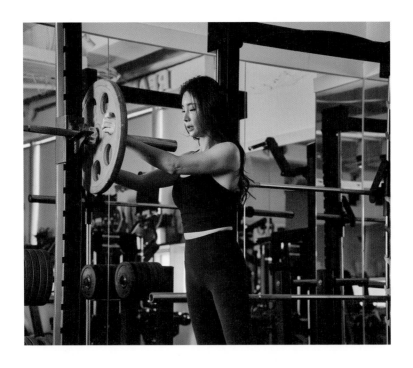

마인드 & 바디 밸런스

유산소 운동으로 갖게 되는
피로와 스트레스 내성

오늘도 무산소 운동을 한 후에
유산소 운동 40분을 했다.
유산소 운동 40분에는
체지방 감량이라는 주된 목표가 있다.
이뿐만 아니라 유산소 운동은
'피로 내성'을 갖게 한다는 점에서
무산소 운동에도 도움을 준다.

무산소성 근력 운동을 할 때
근육의 피로도가 높아지면,
무게를 들어올릴 때
바른 자세가 흔들리게 되는데,
피로에 대한 내성이 생기면
고강도의 운동을 버틸 수 있는 힘이 생긴다.

또한, 무산소 운동 후 유산소 운동 40분은
생리적, 인지적 스트레스를 동반하기 때문에
하기 싫어도 40분을 채우면서

증진되는 체력만큼 인내심도 좋아지게 된다.

일상생활에서도
피로와 스트레스가 높아지면,
업무를 하거나 관계를 맺을 때
바른 마음 자세가 흔들리게 되어
번아웃((burnout)이 되거나 관계에 균열이 생기게 된다.

그러나 운동을 통해 일정 정도 수치의
피로와 스트레스에 자주 노출된 경험이 있으면
일상에서의 그 정도 수치의 스트레스는
버틸 수 있다는 힘을 갖게 된다.
그래서 그 정도의 스트레스에는
아무렇지 않게 된다.

운동으로 생긴 '피로 내성'이
일상생활에도 작용하게 되는 것이다.

'이젠 웬만해서는 아무렇지 않다.'

일상생활을 할 때
예상치 못한 스트레스 상황을 마주할 때
내가 마음속에 되뇌는 말이다.

마인드 & 바디 밸런스

매일매일의 유산소 운동으로

일정 수치의 피로와 스트레스에 노출되다 보니

그 정도의 피로와 스트레스에는

나 자신이 민감하게 반응하지 않는다는 것을 알게 되었다.

스트레스에 대한 반응의 역치가 높아지자

웬만한 것들은 나에게

스트레스로 다가오지 않게 되었다.

그러면서 스트레스에 둔감하게 되었고

이 둔감함은 나를 사소한 것들에

흔들리지 않게 만들어주었으며,

내가 집중해야 할 것에만

집중할 힘을 갖게 해주었다.

운동을 통해

피로와 스트레스에 대한 내성이 생기니

삶에서

피로와 스트레스에 대한 역치가 높아져

예민했던 성격이 둔감해지기 시작했고,

세상의 잡음에 반응하지 않게 되자

중요한 것에만 집중하는 힘이 생겼다.

정리 운동

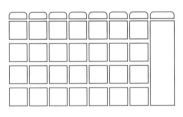

정리 운동

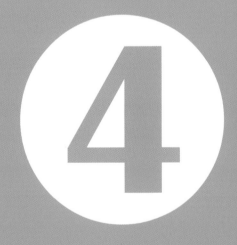

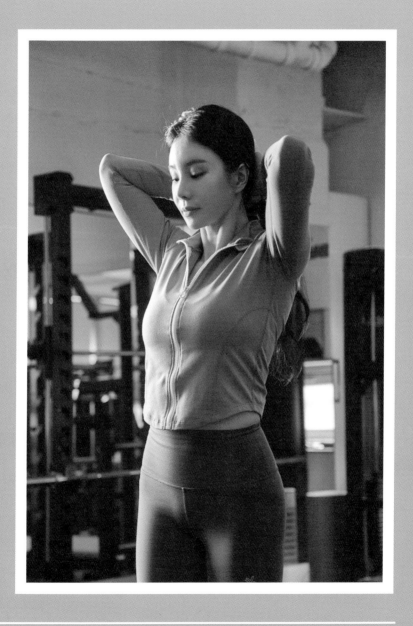

나만의
의식이 갖는 고결함

매일매일이 운동하기 좋은 날은 아니다.
어떤 날은 컨디션이 좋지 않아서,
어떤 날은 마음이 원치 않아서
운동하기 싫을 때가 있다.
그럴 땐 나만의 의식(儀式)을
만드는 것이 좋다.
나만의 의식이 생기면
기분에 따라 좌지우지되지 않는다.

나의 경우를 예로 든다면,
나는 단것을 좋아한다.
그래서 운동을 가기 전에
아이스 바닐라 라떼를 마신다.
운동 전, 탄수화물을 섭취함으로써
에너지를 얻을 수 있어서 좋고
내가 좋아하는 것을 먹으면서 기분도 좋아진다.
이렇게 운동에 대한 기억을 좋게 만들면
운동을 지속할 수 있다.

마인드 & 바디 밸런스

이것은 운동을 하기 전 나만의 의식이다.

글쓰기를 할 때
다크 초콜릿 한 조각을 먹고 글을 쓴다.
이 또한 내가 좋아하는 일을 할 때
좋아하는 것을 먹음으로써
글 쓰는 기억을 좋게 만들어
글쓰기를 지속시킨다.

이것은 글쓰기를 할 때 나만의 의식이다.

하루를 시작할 때,
동기부여 동영상을 들으며
폼롤러로 몸을 풀어주면서
마음과 몸을 스트레칭한다.
하루를 마무리할 때는
책 관련 동영상이나 좋은 말씀을 들으면서
매트에서 구르기를 하면서
마음과 몸을 스트레칭한다.

이것은 하루를 보내는 나만의 의식이다.

이러한 의식은 흐트러질 수 있는

삶에서 각자의 의식을 만드는 것은
고결하다고 생각한다.
그것은 내 삶을 내 의지대로 살고자 하는
노력이 깃든 나름의 애씀이다.
이것을 행하는 사람은 자신의 작은 행위에 의미를 찾을 줄 알고
행위로 의미를 만들 줄 아는 사람이다.

유대인들은 자신들만의 의식이 많다.
그런 의식들을 생활 속에서 지키고 따르며
자신의 마음을 항상 다잡고
중요하다고 생각하는 것을 지켜내는 것이다.
어디에서 본 구절이 생각난다.
'생각하는 대로 살지 않으면
사는 대로 생각하게 된다.'

자신만의 의식과 질서를 만드는 사람들은
이렇게 자신이 추구하는 생각을
의식으로 만들고 삶의 질서에 녹여
생각대로 살아가려고 노력하는 것이다.

삶에서 내가 만드는 의식은
내가 추구하는 삶을 반영한다.

내가 어떤 삶을 살고 싶은지
한 번쯤 생각해보고,
그 삶을 위해 나만의 의식을
삶 속에 녹여놓는 것이다.

내가 좋아하는 것을 먹으며 운동하고 글을 쓰고
하루의 시작을 동기부여 영상을 들으며 폼롤러를 하고
하루의 마무리를 책 관련 또는 좋은 말씀을 들으며 구르기 스트레칭을 하는
나만의 의식에는 몸을 움직이면서 동시에 마음을 같이 움직여
'마음과 몸의 균형'을 이루고자 하는 내가 추구하는 삶이 반영되어 있다.

우리 모두는 자신만의 의식을 가지고 살아간다.
다만 여기에 '나만의 의식'이라는 이름표를 달지 않아서
인지하지 못했을 뿐이다.
나만의 의식을 따라 내가 하는 행위에 의미를 찾아보길 바란다.

자신만의 의식을 따르는 삶은
참 고귀하고 고결하다고 생각한다.
오늘 하루도 그냥 되는 대로 사는 삶이 아니라
우리가 추구하는 삶으로 만들기 위해
우리는 각자의 의식을 지키며 사는 것이다.

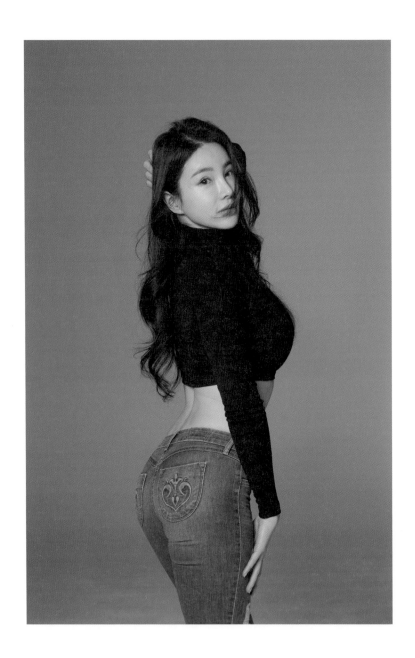

오늘도 나는
만들어지고 있다

바디 프로필 촬영까지 앞으로 30일 남았다.
30일 후, 나의 모습이 어떻게 달라질지
상상이 되지 않는다.

그저,
한 걸음, 한 걸음
하루하루 목표를 해내며
최선을 다해 나아간다.

아직 한 번도 마주하지 못한 내 모습이 어떨지
상상하고 운동하며 만들어가는 하루가
값지다는 느낌을 받는다.
마음과 몸을 만드는 하루하루의 노력이
의미 있게 느껴진다.

운동하는 내 행위에서
운동 이상의 의미를 찾는 것은
나 스스로를 가치 있게 만든다.

내가 조금 더 시간과 노력을 투자해
특정 부위의 근육을 만들기 위해 노력하면,
그 부위의 근육이 발달하는 것이 눈에 보인다.
내 행위가 헛되지 않고 한 만큼의 결과가 보이니
'해볼 만하다'는 생각이 들고 더 하고 싶어진다.

오늘도 내 몸이 만들어지고 있듯,
나는 오늘도 달라지고 있다.

우리는 만들어진 존재가 아니다.
내가 어느 부위의 근육을 성장시킬지에 따라
그 부위 근육이 커지고 발달하는 것처럼,
내가 나를 성장시키고자 노력한다면
오늘 우리는 어제보다 더 성장하게 된다.
우리도 순간순간 자신의 행위로 인해
만들어지는 사람이다.

오늘의 나는 어제의 나와 다르다.
노력 여하에 따라 몸도 마음도 성장한다.

'오늘은 후배가 일을 잘하지 못해도 화내지 않고
내 마음을 잘 다스려야지.'
'오늘은 내 도움이 필요한 한 사람만이라도 도와줘야지.'
이렇게 작지만 나름의 행위를 통해 나를 만들어가는 것이다.

마인드 & 바디 밸런스

30일 후 내 몸이 어떻게 변할지 모르듯,
오늘 내가 더 나은 사람이 되고자 하는 노력들로
훗날에 내가 어떤 향기를 풍기는 사람이 될지 모른다.

그저
'한 걸음'에
'한 마음'을
일으키는 것이다.

인생이라는 것은 너무 길어서
그 끝을 가늠하기 힘들다.
그런데 바디 프로필을 찍는
일련의 과정과 완성을 통해
우리는 인생을 엿볼 수 있는 것 같다.
왜냐하면
세상의 모든 이치는 다 통하기 때문이다.

문득,
김진애 작가의 《여자의 독서》에서 접한
내가 좋아하는 문구가 떠오른다.

"애쓰는 그 자체에
존재의 가치가 있다."

운동하며
운동 이상을 경험하다

나는 운동을 하면서 운동 일지를 쓰고 있다.

매일매일 수행한 운동의 중량, 횟수, 세트 수를 적는다.

운동 일지의 기록을 보고 있으면

나의 운동 변화를 살펴볼 수 있다.

지난달에 들어올렸던 최대 중량을

이제는 무난하게 할 수 있다는 걸 알게 되고,

지난달에는 푸시 업(push up)을 20개밖에 못했는데

이제는 30개까지 하는 나를 보게 된다.

그럴 때면 성취감과 동시에 '할 만하다'는 것을 느낀다.

'할 만하다'는 느낌이 가지는 힘은 정말 크다.

내가 투자한 시간과 땀의 결실이 너무도

정직하게 몸으로 나타나는 이 경험은

나에게 위로를 준다.

사실 오늘은 토익스피킹 시험 결과가 나온 날이다.

시험을 위해 쉬는 날 과외도 하고 열심히 준비했는데,

이번에도 레벨 7인 180점을 받았다.

마인드 & 바디 밸런스

대한항공은 레벨 8인 190점과 200점을 스피킹 1급으로 구분해
1급을 취득하면 다시는 점수를 갱신하지 않아도 된다.
그런데 이번에도 180점을 받은 것이다.
모든 시험이 그렇듯 레벨을 구분 짓는 그 10점을 넘기가 참 힘들다.
시험만 몇십 번째, 시험에 들인 돈만 몇백만 원일 것이다.
열심히 해도 안 되는 것들에서 나의 한계를 느끼는 오늘이다.

일을 하거나 공부를 하다 보면 그 결과가
내 노력 너머의 무언가에 의해
좌우되는 느낌을 많이 받는다.
그럴 때면 내 노력의 가치가 너무 작게 여겨진다.

그런데 운동은 다르다.
내가 좋아하는 말 중 하나가
"몸은 거짓말을 하지 않는다"이다.

그런 면에서 운동은 참 정직하다.
내가 운동한 만큼, 그리고
내가 먹는 만큼 변화를 보여준다.
내가 들인 노력만큼의 결과를 보여준다.
그래서 운동을 하면 일상에서
얻지 못한 내 노력의 가치가
비로소 빛을 발하는 것 같다.

노력이 빛을 발하지 못할 때,
우리는 무능함을 느끼게 된다.
그리고 직장과 학교생활에서 그 경험이 반복될 때,
우리를 더 무력하게 만든다.

그래서 운동을 해야 한다.
상대적으로 변수가 적은 운동을 통해
노력한 딱 그만큼의 결과를 얻어내면,
무능함이 자기효능감으로 바뀐다.

그래서 이 '할 만하다'의 자기효능감은
'나도 할 수 있다'는 자신감으로 이어지고
'나도 괜찮은 사람이야'라는 자아존중감으로 발전한다.

되지 않던 동작이 오늘은 되는 내 몸을 보면서,
운동 일지를 통해 변화하는 내 기록을 보면서,
내 몸이 성장하고 있음을 가시적으로 볼 수 있다.
성장을 눈으로 볼 때 우리는 '할 만하다'를 느낀다.

하루하루 나의 성장을 보면서
나는 어제보다 더 나아지고 있다는 믿음을 갖게 된다.
스스로에 대한 믿음이 견고해지는 시간들이 쌓이면
우리는 정말 내가 믿는 내 모습이 되어 있을 것이다.

그럴 때 우리는 삶이 '살 만하다'고 느끼게 되는 것이다.

흘린 땀만큼 이루어낸 성장이 주는 메시지는 너무나 크다.

오늘도 나는 운동을 통해 위로도 얻고 살아갈 힘을 얻는다.

일상의 작은 성공이
만들어낸 자신감

오늘은 하체 운동을 하는 날이다.

처음에 스쿼트(squat)를 30회씩 4세트를 한다.

이렇게 4세트를 마치면

트레이너는 나와 하이파이브를 하며

"와우, 성공! 멋져요, 회원님"이라고 말해준다.

그런 다음, 싱글 레그 스쿼트(single leg squat)를 한 발씩 15회 하고

워킹 런지(walking lunge)로 헬스장을 한 바퀴 돌고 오는 것을

1세트로 총 4세트를 한다.

그러면 트레이너는 매 세트마다

"와우, 성공! 멋지십니다, 회원님" 하고

다른 사람이 다 들리도록 큰 소리로 외친다.

어떻게 보면 누구나 다 하는 강도의 운동을 했을 뿐인데,

트레이너는 이렇게 지나치다고 생각할 정도로

나를 치켜세운다.

그래서인지 트레이너와 함께 운동을 한 날에는

마치 내가 많은 일을 해낸 것처럼 힘이 생긴다는 걸 느꼈다.

처음에는 단순히 운동해서 힘이 생겼다고 생각했는데,

마인드 & 바디 밸런스

곰곰이 생각해보니 그가 아침마다 외쳐준
몇십 번의 '성공'이 나에게 많은 힘을 주었다는 것을 알게 되었다.

이렇게 내가 해낸 운동에 감탄하고 성공을 외쳐주고
손뼉을 쳐주는 것이 엄청난 힘을 발휘한다는 것을 깨달았다.

팀 페리스(Tim Ferriss)의 《타이탄의 도구들》이라는 책을 보면
성공한 사람들도 스스로 자신감을 북돋우기 위해
하루에 작은 성공들을 스스로 만들어간다는 내용이 있다.
예를 들어, 하루를 시작할 때, 이불 개기를 성공시킨
본인에게 '성공'을 외쳐준다는 것이다.
이렇게 대단해 보이는 사람들도 스스로에게 자신감을 심어주고자
노력하는 모습을 알고 사실 무척 놀랐다.

성공한 사람들이 뿜어내는 자신감은
매일매일의 작은 성취들이 층층이 쌓여 이루어낸
스스로 만들어낸 감정인 것이다.

이것을 알게 된 후,
성공한 사람들이 자신에게
얼마나 많은 애정을 갖고 있는지를 느낄 수 있었고,
사업체를 경영하듯 자기 자신을 경영하며
스스로를 일으켜 세우기 위해
누구보다 노력한다는 것을 알았다.

운동하면서 트레이너가 매일매일
외쳐준 '성공'이라는 말과 인정의 박수가
나에게 자신감을 심어주었다는 것을 알았다.

그래서 하루하루가 지날수록
내 무의식 속에서 자신감이
싹을 틔우고 자라나고 있음을 알았다.

타인에게 받지 않아도 된다.
매일매일 작은 성취를 해낸 자신에게
'성공'을 외쳐주고 손뼉을 쳐주며
스스로를 인정해주고 칭찬해주면 된다.

마인드 & 바디 밸런스

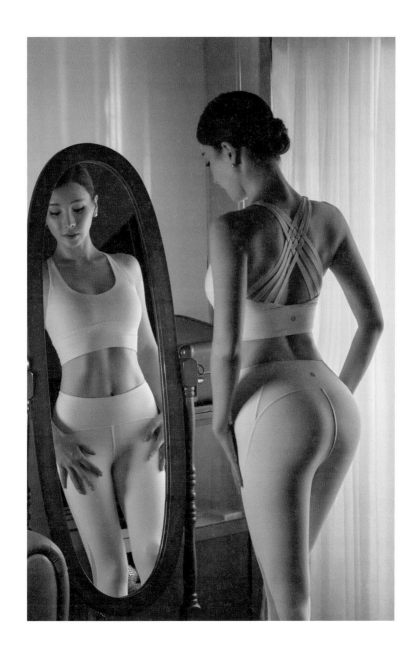

자존감의 균형

언제부터인지
자존감이라는 단어가 많은 사람들 입에
오르내리기 시작했다.
사람들은 모든 잘못되는 것들에 대해
자신의 낮은 자존감에서 답을 찾고 있다.

자아존중감은 자기 자신이 사랑받을 만한
가치가 있는 존재라고 믿는 감정이다.
여기에 타인은 없다.
SNS의 '좋아요'도 없다.
다만, 자기 자신이 스스로에 대해 느끼는 감정만 있다.

나도 한때 심리 상담가에게 상담을 받아본 적이 있다.
그런데 놀랍게도 내가 낮은 자존감을
갖고 있다는 말을 들었다.
처음에는 받아들이지 못했다.
'나는 그 누구보다 성취 지향적이고
나이에 비해 이룬 것도 많고

마인드 & 바디 밸런스

또 주위의 모든 사람도 그렇게 생각하는데…'
내가 자존감이 낮다니 혼란스러웠다.
그런데 나중에 알게 되었다.
나는 자존심이 강한 사람이었던 것이다.

자존심은 상대를 의식하고 생기는 감정이다.
상대에게 잘 보이기 위해 자신의 품위를 지키는 것이다.
여기서 기준은 상대이고 상대를 위해 내가 존재한다.
그러나 자존감의 감정에는 상대가 없다.
여기서 기준은 오로지 나 자신이다.
자기 자신을 수용하고 존중하고 자신을 좋아하며
스스로 가치 있는 존재로 느끼는 감정이다.

감정에 있어 상대가 기준이 되었을 때,
내가 실수를 하는 상황이 생기면
자존심은 낮아질 수밖에 없다.
그럴 수밖에 없었던 나에 대한 이해와 헤아림은 없고,
오로지 상대의 시선만이 나의 감정을 좌우한다.

그러나 감정에 있어 내가 기준이 되었을 때는
자존감은 동요하지 않고 나를 지켜준다.
그럴 수밖에 없었던 나를 수용하고 그런데도 나를 인정하고
일개의 사건으로 나의 가치를 낮추지 않는다.

'그럴 수 있지' 하고 유연하게 넘어가 줄 줄도 안다.
여기서 상대의 시선은 나의 감정에 영향을 미칠 수 없다.

자존심이 딱딱하고 강인한 이미지라면,
자존감은 말캉말캉하고 유연하다.

상담 후, 스스로 자존감을 높이기 위해 많은 노력을 했다.
자존감 관련 서적부터 논문까지 두루 살펴보았다.
그러던 중, 자존감은 어려서부터 속한 환경에 의해
좌우된다는 무서운 사실을 알게 되었다.
'내가 나를 어떤 존재로 여기는지'는
'지금까지 내가 어떤 대우를 받아왔는지'로
자연스럽게 결정되었다.
아이의 자존감은 부모가 만드는 것처럼,
스스로가 자존감의 단어를 살피게 되는 나이가 되었을 때쯤에는
나의 자존감 수치가 이미 정해져 있다는 것이다.

그런데 환경에 의해서 낮은 자존감을 가지게 되었다고 해서
평생을 이렇게 낮은 자존감을 가지고 살 수는 없다.
우리는 지금도 바뀌고 있고 매 순간 변화한다.

많은 시행착오와 경험으로
나만의 자존감 균형을 잡는 법을 찾게 되었다.
이 방법은 애초에 튼튼한 자존감을 가지고 있는

마인드 & 바디 밸런스

사람에게는 큰 효과가 없지만,
나처럼 낮은 자존감을 가지게 된 사람이
스스로 할 수 있는 유용한 방법이 될 것이다.

나의 경우는
항공사 승무원이라는 본업이 있고
대학원을 다니고 있으며
운동을 취미로 하고 있다.
이처럼 내 삶의 환경을 내가 좋아하는
세 가지로 조성하는 것이다.
그리고 한 영역에서 내가 본의 아니게
자존감이 낮아지는 경험을 하게 된다면,
나머지 두 가지 영역에서 자존감을 보완해
총체적 자존감의 평균을 높이면 된다.

얼마 전, 나는 회사에서 승진 대상이었으나
많이 노력하고 기대했음에도 승진이 되지 못했다.
예전 같으면 그 좌절감이 상당히 오래, 그리고 강하게
내 감정을 휘감았을 텐데, 이번에는 달랐다.
'그래, 내가 비록 지금 회사에서는
자존감이 낮아지는 경험을 하고 있지만,
대학원에서 학업을 잘하고 있고
운동도 즐기고 바디 프로필도 찍고
난 괜찮은 사람이야.

그러니 괜찮아. 괜찮아.'
이렇게 스스로 나를 다독였다.

이번에도 감정을 수치화하려는 노력이 들어간 것이다.
한 영역에서 50점의 자존감을 갖게 되었지만
다른 영역에서 90점과 100점의 자존감을 갖고 있다면,
자존감의 평균은 80점이다.

그러니 나는 괜찮다.

"괜찮아"라는 말의 힘을 나는 믿는다.
자신을 사랑하라는 말보다 구체적이고 더 강한 말이다.
그리고 우리는 이 구체적인 삶 안에서 숨쉬고 살아간다.

낮은 자존감으로 힘들어하는 사람들은
자신을 사랑하는 법을 잘 모른다.
나 또한 그랬다.
자존감 책을 읽을 때마다 나를 사랑하라고 하는데,
매번 내 질문은 '어떻게?'였다.
그 어떤 책도 구체적으로 방법을 제시해주지 않았다.

보이지도 잡히지도 않는 자존감의 감정을
올리기는 정말 쉽지 않다.
또한, 자존감과 같은 뿌리 깊은 감정의 변화를 유도하기 위해서는

마인드 & 바디 밸런스

많은 시간과 노력이 필요하다.

그래서 지속적으로 그 의문을 해결해가는 과정에
'세 가지 영역의 자존감 평균 내기'를 답으로 얻었다.

무턱대고 "괜찮아"만 말해준다고 해서
스스로 받아들일 수 있는 것은 아니다.
우리는 이해하기 위해 설득의 근거가 필요한 존재다.
그래서 세 가지 영역을 만들라는 것이다.

내 삶의 환경을 세 가지 영역으로 조성하고
유연하게 세 가지 영역의 자존감의 평균을 내어
스스로에게 "괜찮아"라는 말을 해주길 바란다.

가려진 자신의
참모습

바디 프로필 촬영이 일주일 남은 오늘부터는
식단의 총량을 줄여나가기 시작했다.
닭 가슴살 100g에서 70g으로,
고구마 하나에서 반으로,
방울토마토 열 개에서 다섯 개로 줄였다.

운동에서도 웨이트 트레이닝을 줄이고
맨몸 운동을 많이 하고 있다.
부상을 예방하기 위해서다.

운동량을 크게 줄이지 않은 상태에서
음식 섭취량을 줄이니
확실히 몸에 눈에 띄는 변화가 나타났다.

그동안 지방으로 가려져 보이지 않았던
근육들이 보이기 시작했다.
11자 복근이 선명하게 드러났고
치골도 아름다운 자태를 뽐내고 있었다.

그동안 숨겨져 있어 몰랐던
내 몸의 형태에 감탄했다.
'아… 내 몸도 원래 이렇게 예뻤구나.'
다만, 살에 덮여 있어 몰랐을 뿐이었다.

어쩌면, 우리 모두는 자신의 참모습을
못 보고 살아왔을 수 있겠다고 생각했다.

몸이 살에 가려졌듯이
나의 존귀함과 아름다움도
'어쩌면 다른 것에 가려져 내가 몰랐을 수 있겠다'는 생각이 들었다.
무엇이 자신의 참모습을 가리고 있는지 깊이 생각해봐야 한다.
자신의 참모습이 드러나지 못하게 하는 요소는
사람마다 다를 것이다.

나에게는 그 한 꺼풀이 완벽주의였고
남에게 흠 없는 모습만 보여야 한다는 강박이었다.
고등학교 때 내 별명은 '얼음 공주'였다.
그 어떤 흠도 보이고 싶지 않아 말을 아꼈고
모르는 것도 선생님께 물어보지 않고 참고서를 통해 혼자 해결했다.
대학교 때는 매 수업 맨 앞줄에 앉아 수업을 들었고,
모든 과목을 A⁺ 받아야 한다는 강박감이 있었다.
나에게 융통성은 찾아볼 수 없었고 여유는 사치였다.
그러다 스물다섯 살에 카타르 항공에 입사해

낯선 곳에서 나를 알지 못하는 사람들 사이에서
나는 이루 말할 수 없는 자유로움을 느꼈다.

나를 정의해주던 주위환경과 시선에서 벗어나면서
나는 진정한 나를 만날 수 있었다.
'얼음 땡' 놀이에서 그 얼음 공주가 '땡'을 당한 것처럼
나는 자유로웠고 유연해졌다.

스스로에 대한 자기 인식은
내가 속한 환경과 그 속의 다른 사람의 평가에 의해
좌우되는 경향이 많다.
그래서 한국에서 나는 내가 들었던 말에 의해 나를 정의했고,
다른 사람들의 판단에 나를 맞췄다.
그러나 해외라는 낯선 곳에서 진정한 나를 찾고
내가 선택한 사람들에 의해 나를 재정의하면서
나는 나를 알아갔다.
내가 한없이 밝고 웃음 많은 아이라는 것을 알게 되었고,
장난기도 많고 꾸미기도 좋아하는 아이라는 것도 알게 되었다.

진정한 나의 참모습을 보기 위해서는
나를 덮고 있던 것들을 걷어내야 한다.

그러기 위해서 우리가 살을 뺄 때 들이는
노력만큼의 노력을 기울여야 한다.

때로는 지금까지의 관계를 정리하는 용기도 필요하고,
혼자만의 고독을 선택적으로 취하는 결단도 필요하다.
그래야 나를 덮고 있는 것이 무엇인지
정확히 파악할 수 있다.
그 한 꺼풀이 벗겨지는 것에서 우리는
이루 말할 수 없는 자유를 얻을 것이다.

그러면 내가 타고난 나의 몸을 발견했듯이,
진짜 나와 마주하는 순간이 올 것이다.

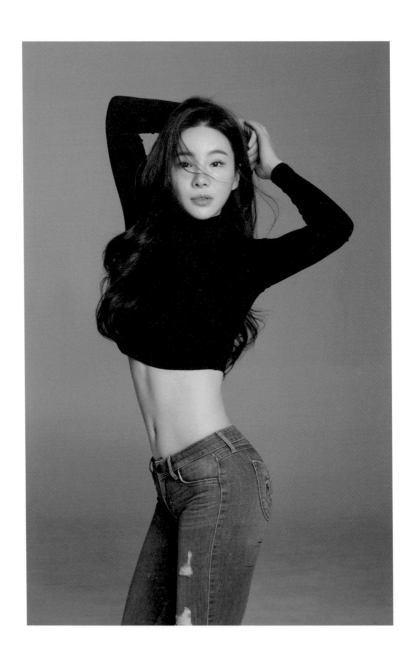

마인드 & 바디 밸런스

한 번쯤 내가 원하는 나로
태어날 기회

누구나 지금까지 살아오면서
내 삶을 바꾸고 싶다는 생각을 한 번쯤 해봤을 것이다.
다만 정도의 차이는 있을 수 있다.
나에게도 그런 시점이 찾아왔고
나는 정말 이제껏 산 것과는 다르게 살고 싶다는 마음이 들었다.

달라지지 않으면
갯벌에 서서히 몸이 빨려 들어가는 것 같았고,
그러다 나중에는 질식할 것만 같았다.
이러한 절박함이 느껴질 때,
어디서부터 어떻게 시작해야 할지 몰랐다.
이러한 절박함을 느껴본 사람들은 알지만,
이러한 감정은 다른 사람의 도움으로는 해결되지 않는다.
나 혼자서 고민하고 극복해야 한다.

그래야 내 삶의 이유를 찾을 수 있게 된다.

내 삶을 바꿀 수 있는 방법을 찾아가던 중,

내가 통제할 수 있는 것부터 해야겠다고 생각했다.
그래서 처음에 한 것은 호흡이었다.
일상에서 호흡에 집중하고 가다듬었다.
그다음, 달리기를 하기 시작했고
서서히 웨이트 트레이닝을 통해 몸과 마음을 만들었다.

내 몸을 내가 원하는 모습으로 만들고자 했다.
몸을 만들기 위해 해부학을 공부하기 시작했다.
근육을 공부하면서 그것들이 어떻게 작용하고
협응력을 보이는지 알게 되고
원하는 부위의 근육을 성장시키는 방법을 알게 되었다.

그러면서 동시에
마음을 만들기 위해 심리학을 공부하기 시작했다.
감정과 생각은 어떻게 일어나는지 알고 싶었고,
어떠한 감정이 약할 때 보상작용으로
다른 감정이 강해지는지 알게 되었다.
그렇게 마음에 관해서 공부하면서
튼튼한 자존감을 키우기 위해서는
성취감, 자신감, 그리고 자존감이라는
감정들이 협력해야만 가능하다는 것도 알게 되었다.

바디 프로필을 찍는 과정에서
몸도 내가 원하는 모습으로 만들고

마인드 & 바디 밸런스

그 과정과 결과에서 얻은
성취감, 자신감, 자기효능감을 통해
내가 원하던 자존감이 튼튼한 마음도 만들었다.

몸과 마음을 모두 다
내가 원하는 모습으로 이루어낸 것이다.
다시 말해 결국, 내 삶을 바꾸어낸 것이다.

삶이라는 거창하고 원대한 것을 바꾸기 위해
내가 할 수 있는 작은 것에서부터 시작했는데,
하나하나가 쌓이면서 결국 내가 원하는 삶으로 바꾼 것이다.

지금은 마치 다시 태어난 것과 같은 느낌이다.
아이가 태어날 때 엄마와 맞먹는 산고를 겪고 나왔다고 하듯,
두 달 동안 선택적 고통으로 내가 다시 태어난 것 같은 느낌이다.

태어나 살다 보니 만들어진 그동안의 내 모습은 잊고,
이제부터 내 선택으로 내가 원하는 모습으로 살아갈 것이다.

나의 존엄을 지키는
마음가짐

무언가를 이루기 위해 기간을 정해놓고
할 수 있는 나름의 노력을 해서
그것을 이루어본 사람들은 알 것이다.

내가 이룬 것에 대한 성취감과 뿌듯함 뒤에
약간의 아쉬움과 후회의 감정도 함께한다는 것을….

'어깨 운동을 더 했어야 했는데….'
'조금만 더 식단 관리를 철저히 할걸….'
이렇게 아쉬움이 드는 건 어쩔 수 없는 것 같다.

운동을 직업으로 하지 않는 사람들은
시간을 만들어서 운동해야 한다.
내 경우도 항공사 객실승무원으로 일을 하면서
대학원에서 학위논문을 준비하며
시간을 만들어 운동을 해왔다.
내가 할 수 있는 한도 내에서
최선을 다했다고 생각하지만,

바디 프로필 촬영 당일에는
아쉽다는 느낌을 놓지 못하는 건 사실이다.

그러다 오늘은 조용히 내 감정을 들여다보았다.
그 감정들이 어디서 온 것인지 살펴보았다.

내가 이룬 것에 대한 성취감과 뿌듯함 같은 감정은
크기가 명확하고 실질적이다.
그 감정은 내가 지내온 하루 안에서,
정확히 내가 쏟은 땀과 시간이라는 실상을 근거로
생긴 것이기 때문이다.

그런데 약간의 아쉬움과 후회의 감정의 크기는
막연했고 모호했으며 그렇기에 너무 컸다.
이 감정은 스스로가 완벽하기를 바라는 허상을 기준으로
생긴 것이기 때문이다.
그런데 한 번 더 생각해보니
완벽한 몸매라는 것은 없다는 생각이 들었다.
미디어에 보이는 실존하지 않는 몸매를 기준으로
나를 비교하고 평가했기 때문에 이러한 감정이 든 것이다.

평가를 할 때,
내가 해온 것을 기준으로 삼지 않고
되기를 바라는 것을 기준으로 삼아서는

절대 만족할 수 없다.
내가 해온, 실제 하는 것에 바탕을 둔 '진짜 감정'만 받아들이고
내가 되기를 바라는, 실제 하지 않은 것에 바탕을 둔
'가짜 감정'은 버려야 한다.

어떠한 감정이 들었을 때,
그 감정을 자세히 들여다보며
그 감정을 갖게 한 기준을 알게 되고
진짜 감정만 취사선택하니
내 마음을 쉽게 다잡을 수 있었다.

그 진짜 감정은 내 몸이 경험한 것에서 기인한다.
내가 쏟은 시간과 땀에 기인한 감정들만 사실이라는 것을 알게 되었다.
이렇게 가짜 감정들이 사라지니
그 자리가 다시 뿌듯함과 성취감으로 충만하게 되었다.

우리는 모두 다른 몸을 가지고 있고 우리는 모두 다 다르다.
그렇기에 애초에 비교 대상 자체가 존재하지도 않는다.
또한, 내가 만들 수 있는 완벽한 몸매라는 것도 없다.
그래서 두 달이라는 기간을 정하고 그 기간 안에서 최선을 다하고
마무리 지은 그 정직하고 아름다운 몸을 사진에 담는 것이다.

우리가 삶에서 시간을 나누어 채우며 살아간다고 생각해보면,
자신이 그 주어진 시간 안에서 최선을 다해 그 시간을 채웠다고 느끼면

마인드 & 바디 밸런스

그것으로 충분한 것이다.
스스로가 인정할 수 있는 나름의 최선을 다하고,
실제에 바탕을 둔 진짜 감정만 취해서 느끼고
자신을 인정하면서 웃으면 된다.
그 사고 안에서 비교는 존재하지 않으며,
완벽이라는 강박도 존재할 수 없다.

이것은 나의 존엄을 지키는 것이자,
나의 존재를 긍정하는 것이다.

나는 앞으로도 살아가면서
내 삶의 어느 시간을 분리해 무언가로 채우기 위해
계획하고 추진할 것이며,
그 결과를 마주해야 하는 시기가 또 올 것이다.

그럼 그때도 허상에 바탕을 둔 '가짜 감정'에 마음 뺏기지 않고
내 몸이 경험한 실상에 바탕을 둔 '진짜 감정'만 받아들일 것이다.
그리고 그 결과는 완벽할 필요도 없다.
단지, 내가 인정하고 만족하면 난 웃을 것이다.
이 존엄을 지키는 마음 자세를 계속 지켜나갈 것이다.

힐링이 아닌
자생력

바디 프로필을 찍는다고 말했을 때,
사람들은 나에게 저마다의 주장을 펼쳤다.
그런데 이번에는 이에 관한 책을 쓴다고 말하니
또 저마다의 주장을 펼친다.

"몸과 마음을 다루는 건 힐링 요가 아니야?"
"넌 인스타그램도 안 하는데, 네 책을 누가 알고 읽겠어?"
"그래, 책은 누구나 낼 수 있지, 팔리느냐가 문제지."

나는 상처받지 않았고, 남들의 말에 흔들리지 않았다.
그들은 자유롭게 자신의 주장을 펼칠 권리가 있다.
다만 내가 그들을 주장을 받아들이지 않으면,
그들의 말은 그저 그들의 것일 뿐, 나에게는 영향을 미치지 못한다.

이 책에서 말하고자 하는 건 힐링이 아니다.
사람들은 "무엇을 통해 힐링된다"라는 말을 많이 한다.
나 아닌 다른 것을 통한 회복은 그 효력이 짧다.
그렇기에 힐링은 소극적이고 수동적이다.

내 두 발로 일어나
한 걸음, 한 걸음 걸어서
심연으로부터 나오게 하는
힘은 '자생력'이다.

다른 어떤 것에 의지하지 않고
내가 나를 일으켜 세우겠다는
강인함과 단호함이 엿보인다.
그렇기에 자생력은 적극적이고 능동적이다.

힘든 상황에서 운동을 통해 이겨내고자
선택한 바디 프로필 촬영은
힐링을 넘어 자생력의 한 면모를 보여준다.
고통의 심연 속에서
그 무엇에도 의지하지 않고
나 자신을 믿고
내 두 발로 똑바로 서려고 하는 몸부림이자,
나에 대한 애정의 표현이다.

나는 바디 프로필을 준비하는 동안
몸을 움직이는 그 순간순간에 가능한 한
같은 비중으로 내 마음을 움직였다.

몸 자세를 취하며

마음 자세를 같이 취했고,
지방이 사라지면서
잡생각들이 사라진다고 믿었고,
내 몸 근육을 단단하게 만들면서
내 마음 근육이 단단해지고 있다고 믿었다.

이렇게 글로 나열한 바디 프로필 준비 과정은
스스로에 대한 사랑을 보여준다.
다시 말해, 나에 대한 사랑과
내 삶에 대한 애정이
자생력의 뿌리라고 할 수 있고
나를 일으켜 세운 것이다.
바디 프로필을 준비하는 동안
나는 온전히 나를 사랑하고 있다.

마인드 & 바디 밸런스

내가
브랜드가 되는 삶

운동을 통해
'어떠한 형태의 몸을 갖고 싶다'라는 생각은 없다.

그저, 운동을 매일매일 하는 사람이 되고 싶고
운동을 즐기고 운동을 권하는 사람이 되고 싶다.

운동의 목적은 '형체'가 아니라 '행위'에 있다.

어떤 것을 할 때,
목적을 '형체'에 두고
결과만을 보고 달리게 되면
평생 지속할 수 없다.

목적을 '형체'에 둔다면
운동하는 목적이 48kg이라는 체중계의 숫자일 수 있고,
돈을 버는 목적이 10억 원이라는 돈의 액수일 수 있다.
그러면 그 형체를 완성했을 때
즉, 그것을 다 이루었을 때 그다음이 없다.

어떤 것을 할 때,
목적을 '행위'에 두면
과정을 즐기게 되어
평생 지속 가능하다.

목적을 '행위'에 둔다면,
운동을 할 때, 그저 운동하는 것이 좋아 운동을 즐길 수 있고,
돈을 벌 때도, 그저 그 일을 즐기는 것에서 만족할 수 있다.
그러면 그 과정에 중점을 둘 수 있고 언제나 현재 진행형이다.

그러면서 더 나아가
'목적'이 '자신'이 되어버리는
일체의 경험을 할 수 있다.
내가 하는 행위가 목적이 되어
그것을 하는 내가 그것이 되어버리는 것이다.
즉, 내가 하나의 브랜드가 되어버리는 것이다.

방탄소년단이 했던 이야기가 생각난다.
그들은 처음에 "역사를 쓰고 싶었다"라고 말했다.
그러나 나중에 "우리가 역사다"라는 말을 남겼다.
그들은 노래하는 목적이 그 행위를 즐기는 것에 있었고,
나중에는 자신들의 목적과 자신들이 일체가 되는 경험을 한 사람들이다.
방탄소년단은 이제 더 이상 어떤 설명이 필요 없는 하나의 브랜드가 되었다.

마인드 & 바디 밸런스

무엇을 하든 내가 하는 그 행위 자체에 목적을 두고 즐기다 보면 내가 목적과 일치하는 날이 올 것이다.
내 이름이 이미 그 모든 것을 설명하는 그날이 올 것이다.

이렇게 운동을 통해 마음과 몸의 균형을 이루기 위해 노력하다 보면 '오우진' 자체가 브랜드화되는 날이 올 것이라고 생각한다.

'오우진' = 운동을 통한 '마바밸' 전도사

밑에 자신의 이름을 한번 적어보자!

그리고 그 이름이 설명해줄 한 문장을 적어보자!

'_____' = "_____"

운동을 통한
정신적 고통의 승화

내가 보내는 하루를 '점'이라고 한다면,

하루하루가 모여 '선'을 이루어내는 것이고,

그렇게 내 삶은 하나의 '실타래'로 비유될 수 있을 것 같다.

내가 바디 프로필을 찍겠다고 결심한 4월 12일 전에는

내 삶은 '얽혀 있는 실타래'와 같았다.

너무 얽혀 있어 풀기 힘든 실타래의 모양을 띠고 있어

내 삶을 스스로 어떻게 풀어야 할지 엄두가 나지 않았다.

내가 할 수 있는 것부터 바꿔보자는 생각에

4월 12일을 D-60으로 잡고 바디 프로필 촬영을 결심하고,

바디 프로필 촬영 시작 전인 4월 11일,

바디 프로필 촬영 완성 후인 6월 11일을

기준으로 내 삶을 매듭 짓기로 했다.

6월 11일로 매듭을 짓고

그 이후 만들어질 내 인생의 선들은

마인드 & 바디 밸런스

내 의지대로 '굵은 선'으로 만들기로 결심했다.
오늘 굵은 '점'을 찍어야만
굵은 '선'이 될 수 있다는 것을 알기에
24시간을 48시간처럼 보냈다.

'선'을 내가 원하는 방향대로 얽히지 않게
통제하는 것은 힘들지만
'점'은 제법 통제할 수 있었다.

그래서 내 삶이라는 실타래에서 매듭지은
바디 프로필 준비 기간인 60일이라는 기간 동안
나 자신을 내 뜻대로 통제하는 연습을 했다.
운동하며
시간을 통제했고
먹는 걸 통제했고
생각, 감정, 마음을 통제했다.

그러다 보니,
내 몸이 내가 원하는 방향으로 바뀌는
결과치도 얻게 되었고,
내 마음이 함께 변화하는
더 반가운 결과를 얻었다.

처음에는 나 자신을 통제하는 연습을 시작으로

바디 프로필 촬영을 마무리 지어보니
이 경험으로 다시
내 삶에 대한 통제력을 갖출 수 있게 되었고,
성취감과 자존감을 얻게 되었다.

목표한 무언가를 마무리한 경험은
실로 엄청난 것이다.
사실 그 결과는 그리 중요하지 않을 수 있다.
하지만 스스로 정해놓은 기간에 완성했다는 것은
상징적으로 우리 삶의 한 국면을
매듭짓는 것과 같은 것이다.

그리고 그 매듭을 지은 기점부터
우리는 또 새로운 국면으로 나아가는 것이다.
바디 프로필을 마무리시킨
그 매듭을 기점으로
모든 고통이 승화됨을 느꼈다.
운동도 하나의 예술이 될 수 있고,
내 몸이 하나의 예술작품이 될 수 있음을 느꼈다.

예술가들이 예술을 하며 정신적 승화를 이루듯,
나도 운동을 하며 정신적 승화를 이루었다는 생각이 든다.
왜냐하면 정해진 시간 동안 몰입하고

눈물을 흘리지 않기 위해 흘린 땀으로
나중에는 부정적인 에너지가 중화되고
이제는 충만하게 만족감을 느끼고 있기 때문이다.

"이제, 나는 충분하다."

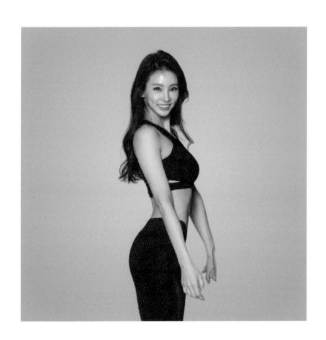

내 삶을 바꾼 운동

운동을 시작한 이후 많은 것들이 변했다.
일상에 운동을 담기 시작했고
운동이 삶의 근간이 되었다.

오늘 하루도 '굵은 점'을 찍기 위해
동기부여 동영상을 듣고 폼롤러를 하며 하루를 시작하고
초콜릿을 사서 스터디 카페에 글을 쓰러 간다.
단백질 위주의 클린한 식단으로 점심을 먹고,
아이스 바닐라 라떼를 들고 운동을 하러 간다.

음식을 아무거나 먹지 않듯,
생각과 감정도 취사선택한다.
가짜 감정을 감별할 줄 알고
이제는 감정에 휘둘리지 않고 그저 흘려보낸다.

운동을 하게 되면서 음주를 하는 횟수도 현저히 줄었다.
음주가 큰 손실을 일으킨다고 생각하니
음주에 부정적인 감정을 갖게 되었고

마인드 & 바디 밸런스

금주가 습관이 되었다.

그러면서 만나는 사람들도 달라지기 시작했다.
오늘을 기준으로 일주일 동안
내가 시간을 내어 만난 사람들은
헬스 트레이너, 마사지 원장님, 대학원 동기, 교수님
정도가 전부였다.

더 나아가 운동을 하면서 연애도 점점 수월해지고 있다.
이제는 남자도 내가 선택적으로 취한다.
우선 혼자가 되는 게 두렵지 않기 때문에 마음에 여유가 생겼다.
내가 중심이 되어 나에게 맞는 사람을 취하고,
만나는 사람이 나에게 해롭다고 느껴지면
그 관계를 끊을 줄도 알게 되었다.
연애하는 중에 갈등이 생기거나 감정이 흔들리면,
바로 운동을 하러 간다.
공간을 분리하면서 생각을 환기시키는 방법도 사용한다.
참으로 현명해졌다.

이미 눈치채신 분도 있겠지만
나의 변화를 한마디로 요약하자면,
내가 중심이 되어 모든 것을 스스로 선택하게 되었다는 것이다.
나는 비로소 내 삶의 주체자가 된 것이다.
운동을 통해 신체적 체력뿐만 아니라

정신적 체력이 좋아지면서
그 어떤 것에도 두려움을 느끼지 않고
온전히 나에게 집중해서
삶에서 모든 것들을 선택하고 있다.

운동이 이루어낸 파장이 내 삶에 너무도 넓게 퍼져나가
이제는 운동 없는 삶은 생각할 수 없게 되었다.
운동을 중심으로 파동이 퍼져나갔기에
운동은 내 삶의 근간이 되어주어
감정적으로 흔들릴 때마다 나를 잡아주는
가장 소중한 것이 되었다.

무엇보다 바디 프로필 촬영을 마무리한 경험은
나에게 직접적인 성취감과 자신감을 주었고,
튼튼한 자존감을 갖게 해주었다.

바디 프로필 촬영을 해낸 경험은
고스란히 내 몸과 마음에 남아 있고
마무리를 잘 지은 이 작은 성공의 경험은
일터에서, 그리고 삶에서 나를 한 단계 도약시켰다.

가장 힘들었던 어느 날,
신이 내게 보낸 선물처럼
그렇게 운동은 나에게로 왔다.

지금은 운동이 내 인생에서

나와 함께하기 위해

그 힘든 일이 일어났던 것이 아닌가 싶다.

이와 마찬가지로, 지금 당신 인생에 가장 소중한 것을 주기 위해

그 힘든 일이 일어난 것일지도 모른다.

모든 일어난 일에는 이유가 있다.

〈에필로그〉

운동으로 이룬 '마바밸'

　제가 운동으로 마음과 몸의 균형을 찾게 된 경험을 사람들과 나누기까지 4년이 걸렸습니다. 부족한 글솜씨로 책을 쓰고자 하니 이렇게나 오랜 시간이 걸렸지만, 저는 포기하지 않았습니다. 왜냐하면, 제 이야기가 누군가에게는 분명 도움이 될 것이라 확신했기 때문입니다. 그리고 마음에 대해 제가 조금만 일찍 알게 되었다면, 제 삶이 조금 수월했을 것이라는 생각에 저는 20~30대분들에게 이 책을 꼭 선사해드리고 싶었습니다. 지금부터라도 이 책을 통해 마음과 몸에 대해 더 알게 됨으로써 마음과 몸의 균형을 찾아가길 바랍니다.

　2017년, 제가 바디 프로필을 찍었던 시기에는 바디 프로필이 요즘처럼 일반적이지는 않았습니다. 하지만 2021년 버킷리스트 1위가 '바디 프로필 찍기'라고 할 정도로 요즘에는 정말 많은 사람들이 찍고 있고, 트렌드가 되었다는 것을 알게 되었습니다. 우리는 이 시대를 대표하는 가장 트렌디한 것을 통해 그 시대를 읽을 수 있고, 그 시대를 사는 사람들의 마음을 읽을 수 있다고 생각합니다.

저는 왜 젊은 친구들이 바디 프로필을 찍고 싶어 하는지 어렴풋이 알 것 같습니다. 요즘처럼 코로나19로 인해 취업이 더 힘들어지고 내 뜻대로 되지 않는 삶 속에서 작은 성취감이라도 스스로에게 느끼게 해주고 싶은 마음이 아닐까요. 무엇보다 자기 자신에게 '할 수 있다'는 것을 보여주고, 그 메시지를 사진에 담고 싶은 마음을 조금 헤아려봅니다.

처음 저도 바디 프로필을 찍을 때 그런 마음이었습니다. '우진아, 결국 네가 해냈다. 활짝 웃고 어깨도 활짝 펴고 자신감도 자존감도 활짝 펼치자.' 바디 프로필을 찍을 때 제가 저에게 건넨 말이었습니다. 저에게 바디 프로필을 준비하는 과정은 운동하면서 신체적 체력과 정신적 체력을 기르고, 몸과 마음을 내가 원하는 모습으로 만든 굉장히 소중한 경험이었습니다. 모든 것이 제 뜻대로 흘러가지 않는 시기에 제 뜻대로 바꾼 제 삶은 그 후로 많이 달라졌습니다.

그런데 바디 프로필 찍는 것을 단순히 인스타용이라고만 평하는 사람들을 많이 만나게 되었습니다. 저는 그러한 만남을 겪으며, 바디 프로필 촬영을 재해석하고 싶었습니다. 사람들이 바디 프로필 결과물뿐만이 아니라 그 과정을 이야기하길 바랐고, 바디 프로필을 찍은 사람들조차도 자신의 행위에 대해 미처 알지 못하는 의미와 가치에 대해 말해주고 싶었습니다. 가끔은 자기 행동의 이유가 마음 깊숙히 자리한 무의식에서 비롯되거나 딱히 꼬집어 말하기 힘들어서 스스로 알아차리지 못하고 그냥 지나칠 수 있습니다. 그러다 통찰을 가진 사람들에 의해 그 의미가 밝혀지면 비로소 'Ah Ha Moment'를 경험하게 됩니다. 자신도 이미 알고 있었고 느껴왔지만, 자신의 말로 정확히 표현하지 못했던 것이 드디어 누군가에 의해 말로 표현된 것입니다.

저는 바디 프로필을 찍는 사람들에게
이 'Ah Ha Moment'를 선사하고 싶습니다.

방탄소년단이 속한 기획사의 방시혁 대표가 서울대 졸업식 축사에서 했던 연실 중 "K-POP 음악의 세계화에 일등 공신을 한 팬들이 지금도 '빠순이'라고 비하되고, 그로 인해 자신이 팬임을 숨기는 상황에 대해 분노한다"고 말했습니다.

이와 마찬가지로 저 역시 바디 프로필을 찍는 것이 아직도 몸만 만드는 것으로 저평가되고, 남의 시선을 얻기 위한 인스타용으로 폄하되는 것에 분노하고 있습니다. 누군가는 이 경험으로 정신적 고통을 이겨냈고, 성취감과 자존감을 되찾았으며, 몸과 마음을 함께 성장시켰다는 것을 저는 알고 있습니다.

저는 이 책을 통해 바디 프로필을 찍는 사람들이 자신의 노력과 성취에 대한 정당한 평가를 받고, 스스로 자신 있게 몸과 마음이 함께 성장했음을 느끼고 말할 수 있기를 바랍니다. 또한, 바디 프로필을 준비하면서 애쓰고 결국 해낸 자신을 인정해주길 바랍니다. 이러한 애씀과 해냄의

마인드 & 바디 밸런스

바탕에는 자신에 대한 사랑이 있었습니다. 여러분들은 누구보다도 자신을 사랑하는 사람이고, 자신의 삶을 애틋하게 여기는 사람들입니다.

저 스스로 책임감을 갖고 이러한 제 주장이 사람들의 신뢰를 얻을 수 있도록, 책을 준비하는 4년 동안 제 자신도 많은 준비를 했습니다. 운동 비전공자인 제가 몸과 마음의 균형을 찾게 해준 운동의 힘을 느끼고 믿고, 그것을 사람들에게 알려주고자 생활 스포츠지도자 2급을 취득했고 피사프코리아에서 국제 헬스 트레이너 자격증도 취득했습니다. 또한, 필라테스 자격증도 취득했으며 틈틈이 헬스 트레이너로서 일도 하고 있습니다. 그뿐만 아니라 〈생활체육이 직무성과에 미치는 영향에서 신체적 자기지각과 자기효능감의 매개 효과〉로 박사학위도 받았습니다.

운동의 신체적 효과 못지않게 심리적 효과를 중요하게 생각하는 저는 상담심리학과 학사 과정을 공부하며 운동과 심리의 관계에 대해서도 더 알고 싶어 공부하고 있습니다. 그리고 얼마 전, '마바밸'이라는 상표등록도 완료해 마인드와 바디의 밸런스에 대한 전도사 역할을 자처하고 있습니다.

운동을 통한 '마바밸'을 알리고자 하는, 누구도 부여하지 않은 저만의 작은 소명감은 제가 마음이 힘들었던 시기에 운동으로 받았던 도움에 대한 고마움의 표시이기도 합니다. 누구나 어떤 이유로든 마음이 무너질 때가 있을 것입니다. 저는 여러분이 이러한 힘든 시기를 올바른 방법으로 잘 이겨내서 성장할 수 있기를 바라고, 그러한 방법의 하나로 운동을 권하고 싶습니다.

바디 프로필을 꼭 찍지 않아도 괜찮습니다.
다만, 이것만 기억해 주세요

마음이 무너지면 몸을 일으켜야 합니다.
그러기 위해서는
몸과 마음의 균형이 필요합니다.

운동을 통해 마음과 몸의 균형을 이루시길 바랍니다.

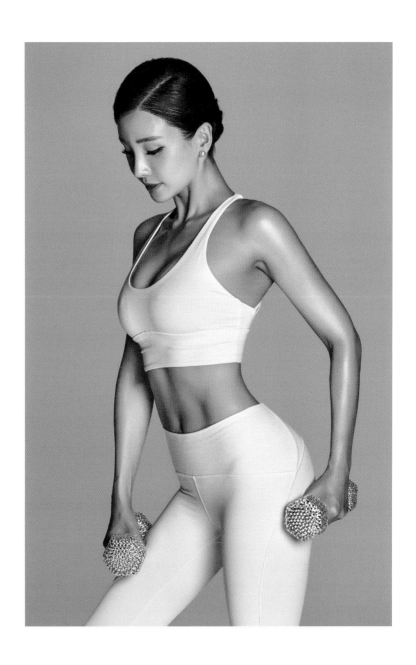

에필로그. 운동으로 이룬 '마바밸'

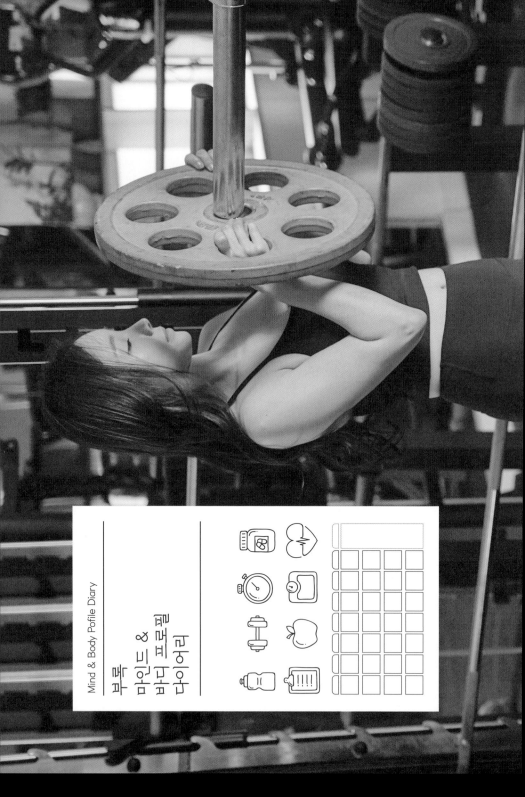

부록

마인드 &
바디 프로필
다이어리

Mind & Body Pofile Diary

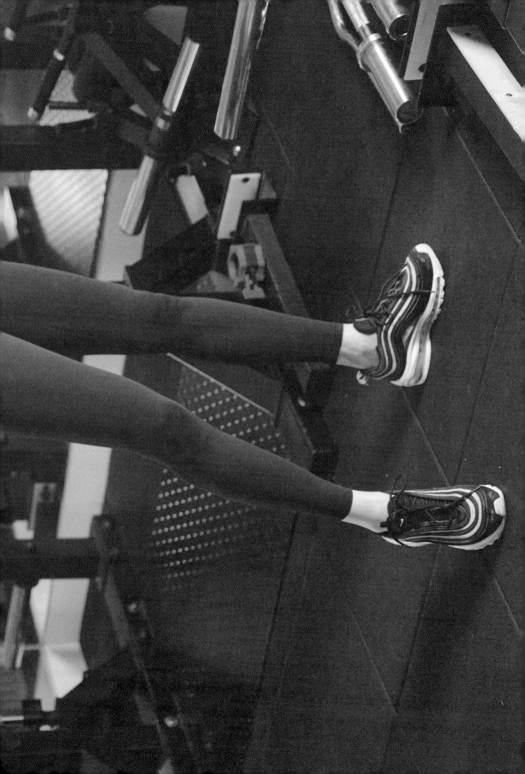

부록

마인드 & 바디 프로필 다이어리

이번 바디 프로필 촬영의 목표는 마음과 몸을 동시에 건강하게 만드는 거예요. 따라서 몸 자체를 취하며 마음 자세를 같이 취하고, 지방이 사라지면서 잡생각이 사라진다고 믿고, 내 몸 근육이 성장하는 것을 보면서 내 마음 근육이 성장한다고 확신하고 있어요.

바디 프로필을 찍는 것은 모든 것이 내 뜻대로 흘러가지 않는 이 삶을 내가 원하는 방향으로 바꾸려는 최소한의 안간힘이에요. 최소한 나도 할 수 있다는 것을 그 누구도 아

닌 나에게 보여주고 싶고 그것을 사진에 담을 거예요. 다른 어떤 것에 의지하지 않고 나 자신을 믿고 내 두 발로 똑바로 일어서려는 몸부림이자 그만큼의 나에 대한 애정 표현이에요.

이 기간에는 나만의 의식을 따르고 나만의 규칙을 지키며 나만의 시간을 보내야 해요. 이렇게 바디 프로필 촬영을 해낸 경험은 고스란히 내 몸과 마음에 남아 이 마무리를 잘 지은 작은 성공의 경험은 일터에서, 그리고 삶에서 나

를 한 단계 도약시킬 거예요.

이러한 바디 프로필 촬영을 잘 마무리하기 위해서는 계획
이 필요하고 하루하루 기록을 해야 해요. 이 기록들은 내
가 가는 방향이 맞는지를 알려줄 것이고, 또 내가 최선을
다하고 있다는 나에 대한 믿음의 근거가 되어줄 거예요.

앞으로 두 달 동안 바디 프로필을 잘 마무리하기 위해서
'마인드 & 바디 프로필 다이어리'를 작성하며 자신을 알
아가고 마음과 몸이 동시에 성장하고 균형을 이루는 시간
이 되길 바라요.

PART 1

'마인드 & 바디 프로필 다이어리' 사용법

STEP 1.
몸과 마음을 연결 지어 생각하는 습관 들이기

아침에 일어나면 거울을 보고 내 몸 상태를 살피면서 동시에 내 마음 상태를 살펴야 해요. 몸이 불편한 곳이 있는지 살피고 마음도 불편한 곳이 있는지 관심을 가져보는 거예요. 마음을 편안하게 해주는 영상을 켜서 마음을 이완시키거나 간단하게 몸도 이완시키는 스트레칭을 해요. 웃는 표정 근육을 사용하며 '오늘도 자신감 있게 보내자'라고 스스로에게 말해보고, 기지개를 켜며 '내 자존감도 활짝 펼칠 수 있게 나를 지지자'라고 말해보고, 복부와 엉덩이 힘으로 허리를 곧게 세우며 '나는 충분히 괜찮은 사람이다'라고 올바른 자기 인식을 해보는 거예요. 이렇게 몸과 마음이 스트레칭을 한 후, "성공!"이라고 자신에게 외쳐주어요. 건강한 식단으로 아침을 챙겨 먹고 줄노을 하거나 등교를 해요. 하루 일과를 하는 중에 힘든 일이 있거나 버거운 일이 생기면 일부러 웃는 표정 근육, 등 근육, 복근 및 등근

가지진 않았는지 마음을 살펴봐요.

STEP 2. 나만의 의식 만들기

몸과 마음을 연결하고 몸과 마음의 균형을 잡고 있는 삶을 살고자 한다면 하루의 시작과 끝에 내가 추구하는 삶을 위한 나만의 의식을 만드는 것이 좋아요. 이러한 의식은 흐트러질 수 있는 나의 하루의 시작과 끝을 잡아주어요. 일어나자마자 거울을 보고 몸과 마음을 살피고 스트레칭하는 시간을 가져봐요. 이렇게 하루를 시작하는 나만의 의식을 행하고 스스로를 다잡아요. 그리고 자기 전에 좋은 말씀이나 음악을 들으며 구르기를 하면서 마음과 몸을 스트레칭하는 것도 하루를 마무리하는 나만의 의식이에요. 꼭 저의 의식과 같을 필요는 없어요. 일어나서 거울을 보며 웃는 표정이 근육을 사용하며 자신에게 힘이 되는 말에 힘을 주어 몸을 일으켜 세우면서 마음을 일으켜 세워봐요.

일과를 마치고 운동하러 가서도 신체적 체력을 기르며 동시에 정신적 체력도 길러진다고 확신을 갖고 몸을 움직이며 마음을 움직이려고 노력해봐요. 퇴근 후 몸이 힘들어 지칠 때면 반대로 마음을 일으켜 세우면서 몸을 일으켜 세워봐요.

마음이 지칠 때 몸을 일으켜보고 몸이 피곤할 때 마음을 일으켜보며, 몸과 마음을 연결지어 생각하는 습관을 지녀보고자 노력해봐요.

취침 전에 좋은 말씀이나 동기부여 영상을 들으며 구르기를 하는 시간을 가져보면서 몸과 마음을 스트레칭하며 하루를 마무리해요. 자기 전 거울을 보며 내 몸을 살피면서 동시에 오늘 하루 좋은 감정보다 안 좋은 감정을 많이 가지진 않았는지, 감사하는 마음보다 미워하는 마음을 많이을 해주어도 좋아요. 짧게라도 '자신만의 의식'을 행하는 것만으로도 큰 의미가 있어요.

오늘 하루도 그냥 되는대로 사는 삶이 아니라 내가 원하는 삶으로 만들기 위해 나만의 의식을 만들고 지키며 보내요. 이렇게 자신만의 의식을 따르는 삶은 굉장히 고귀하고 고결하다고 생각해요.

STEP 3. '마바벨'을 행동으로 실천하기

바디 프로필을 찍으며 몸과 마음이 성장과 균형을 이루고자 해요. 균형을 이루기 위해서는 먼저 나를 잘 알아야 해요. 내 몸과 마음에 관심을 갖고 어느 근육이 강하고 약한지를 파악해야 하는 것이 선행되어야 해요. 그런 다음에 내가 발달시키고자 하는 근육과 감정을 선택해서 자주 사용하면서 발달시켜야 해요. 자주 사용하는 근육이 발달하듯 자주 사용하는 감정도 발달할 거예요.

'마인드 & 바디 프로필 다이어리'의 '몸 운동 종류'와 '마음 운동 종류'에서 각각의 운동 종류를 선택해서 몸과 마음 근육을 발달시켜봐요. 예를 들어, 내일 운동 계획을 '몸 운동 종류'에서 '뜀 근육'을 선택하고 '마음 운동 종류'에서 '최소 세 명에게 칭찬하기'로 선택해서 내일 자주 사용할 몸 근육과 자주 사용할 감정을 선택해 발달시키는 거예요.

이렇게 하루하루 근육과 감정을 선택해서 자주 사용하면 그 근육과 감정도 발달할 거예요. 이렇게 하기를 반복해 몸과 마음을 항상 연결 짓는 습관을 들이면서 동시에 몸과 마음이 균형을 이루면, 언젠가는 내가 원하는 몸과 마음을 가질 수 있을 거예요.

'마인드 & 바디' 운동과 식단

운동의 종류
몸

등 근육, 가슴 근육, 어깨와 팔 근육, 하체 근육으로 몸을
크게 4개의 부위로 나누어 하루씩 운동을 해요. 한 동작(자당
정자세로 12~15회를 할 수 있는 무게로 1세트를 구성하
고 총 4세트를 수행해요. 매 세트를 끝낼 때마다 본인에게
"성공!"이라고 외쳐요.

1. 등 운동

랫 풀 다운, 암 풀 다운, 시티드 로우, 데드 리프트, 벤트 오버

원 암 덤벨 로우, 풀 업

2. 가슴 운동

플랫 벤치 프레스, 인클라인 벤치 프레스, 덤벨 프레스, 무시
업, 케이블 크로스 오버

3. 어깨 · 팔 운동

덤벨 숄더 프레스(전면), 프론트 레이즈(전면), 사이드 레이즈(측
면), 벤트오버 래터럴 레이즈(후면), 팩 덱 플라이(후면), 바벨 컬
(이두), 얼터네이트 덤벨 컬(이두), 시티드 덤벨 트라이셉스 익스
텐션(삼두), 덤벨 킥 백(삼두), 케이블 푸시 다운(삼두)

4. 하체 운동

스쿼트, 레그 프레스, 레그 익스텐션, 레그 컬, 런지, 이너 타이

마음 운동 종류

긍정 마인드 근육을 발달시키기 위해 마음 운동 종류 중 하나를 선택해 하루씩 마음 운동을 해요. 마음 운동 수행 후 스스로 "성공!"이라고 외쳐요.

1. 최소 3번 셀프 칭찬하기 :

역시, 우우진! 굿잡(good job), 우우진! 우우진, 최고!

2. 최소 3번 스스로에게 "성공" 외치기

3. 최소 3번 스스로에게 "괜찮아"라고 말하기

4. 최소 3번 스스로에게 "할 수 있어"라고 말하기

몸을 위한 식단

아침, 점심, 저녁을 정해진 시간에 규칙적으로 먹는 습관을 들여요. 매 끼니에 단백질, 탄수화물, 채소 등을 골고루 섭취해 영양의 균형을 맞춰요.

마음을 위한 식단

좋은 마음을 갖기 위해 좋은 감정을 넣어줘요. 그중 하루에 감사한 일 세 가지 떠올리고 적어보는 시간을 가져요.

PART 3

'마인드 & 바디 프로필 다이어리' 샘플

날짜별	4/12(월) D-60	4/13(화) D-59	4/14(수) D-58	4/15(목) D-57	4/16(금) D-56	4/17(토) D-55	4/18(일) D-54

Mind & Body Pofile Diary

	4/22(일) D-60	4/23(화) D-59	4/24(수) D-58	4/25(목) D-57	4/26(금) D-56	4/27(토) D-55	4/28(일) D-54
기상 시간	6시	7시	6시	6시	6시	7시	9시
나만의 의식				요가와 마음 스트레칭			
아침 식사	6시 30분 : 닭 가슴살, 고구마, 토마토	7시 : 닭 가슴살, 고구마, 토마토	6시 30분 : 닭 가슴살, 고구마, 토마토	6시 30분 : 닭 가슴살, 토마토	6시 30분 : 닭 가슴살, 고구마, 토마토	꿀과 유산소 9시 : 닭 가슴살, 고구마, 토마토	9시 30분 : 닭 가슴살, 고구마, 토마토
1분기	꿈 쓰기	꿈 쓰기	꿈 쓰기	꿈 쓰기	꿈 쓰기	꿈 쓰기	꿈 쓰기
점심 식사	12시 : 마파두부 덮밥	12시 : 닭 가슴살, 고구마, 토마토	12시 : 김밥, 삶은 달걀 2개	12시 : 오리고기, 고구마, 토마토	12시 : 오리고기, 고구마, 토마토	11시 : 제육 덮밥	11시 : 닭 가슴살, 고구마, 토마토
2분기	몸 운동 루틴 : 하체 운동	몸 운동 루틴 : 하체 운동	몸 운동 루틴 : 어깨, 팔 운동	몸 운동 루틴 : 등 운동	몸 운동 루틴 : 등 운동	필라테스 지도자 과정 수업	필라테스 지도자 과정 수업
저녁 식사	6시 : 닭 가슴살, 고구마, 토마토	6시 : 닭 가슴살, 고구마, 토마토	6시 : 닭 가슴살, 고구마, 토마토	6시 : 닭 가슴살, 고구마, 토마토	6시 : 닭 가슴살, 고구마, 토마토	6시 : 닭 가슴살, 고구마, 토마토	6시 : 연어, 고구마, 토마토
3분기	개인 시간	친구랑 커피	장부터 요가	마사지 받기	장부터 요가	필라테스 교과체	개인 시간
나만의 의식				요가와 마음 스트레칭			
취침시간	10시 : 다이어리 쓰기	11시 : 다이어리 쓰기	10시 : 다이어리 쓰기	10시 : 다이어리 쓰기	10시 : 다이어리 쓰기	10시 : 다이어리 쓰기	10시 : 다이어리 쓰기
To do list	1. 몸과 마음 운동 식단 지키기 2. 교수님 연락	1. 몸과 마음 운동 식단 지키기 2. 친구 만나기	1. 몸과 마음 운동 식단 지키기 2. 냉장고 수리	1. 몸과 마음 운동 식단 지키기 2. 마사지 연락	1. 몸과 마음 운동 식단 지키기 2. 소회 사진 연락	1. 몸과 마음 운동 식단 지키기 2. 꿀과 유산소 하기	1. 몸과 마음/운동 식단 지키기

PART 4

'바디 프로필' 계획

〈바디 프로필 준비 전〉	〈바디 프로필 준비 중〉	〈바디 프로필 촬영 당일〉
□ 콘셉트 결정(상큼/섹시/스포티) □ 스튜디오 결정 □ 의상 결정 □ 헤어 & 메이크업 결정 □ 운동 방법 결정(PT/홈트) □ 주위에 널리 알리기 □ D-day 설정하고 체크하기 □ 인바디 측정하기 □ 눈바디 거울 샷 남기기	□ 최소 주 5회 / 7회 운동 □ 태닝은 선택! □ 왁싱 □ 촬영 포징 & 표정 연습 □ 복근에 힘주는 연습 □ 공복 유산소 시점 확인 □ 복근 운동 시점 확인 □ 수분 조절 시점 확인 □ 2주마다 인바디 측정	□ 아침에 얼굴 팩, 얼음찜질 □ 촬영 의상, 소품 챙기기 □ 콘택트렌즈 착용 □ 바셀린, 바디 오일 챙기기 □ 표정 근육 풀기 □ 수분 섭취 X □ 촬영 전 펌핑 □ 수정 메이크업 챙기기

〈바디 프로필 준비 중〉

D-60 ~ D-31	D-30 ~ D-8	D-7 ~ D-4	D-3 ~ D-1
◦ 일반식 추천하지만 단백질량을 꼭 제어야 함 ◦ 웨이트 트레이닝 + 유산소 40분 이상	◦ 다이어트식 돌입 : 닭 가슴살 100g, 고구마 200g, 방울토마토 10알 ◦ 공복 유산소 추천 + 웨이트 트레이닝 + 유산소 1시간 이상 + 복근 운동 매일	◦ 다이어트 식단의 총량 줄이기 : 닭 가슴살 70g, 고구마 100g, 방울토마토 5알 ◦ 공복 유산소 필수 + 웨이트 트레이닝 + 유산소 1시간 이상 + 복근 운동 매일	◦ 다이어트 식단의 총량 줄이기 : 닭 가슴살 70g, 고구마 100g, 방울토마토 5알 ◦ 공복 유산소 필수 + 맨몸 운동 + 유산소 1시간 이상 + 복근 운동 매일 ◦ 수분 줄이기 D-3 : 1000ml D-2 : 500ml D-1 : 300ml

PART 5

'마인드 & 바디 프로필 다이어리'

목표

몸에서 체지방 줄이고 근육량 늘리듯

마음에서 나쁜 감정 줄이고 좋은 감정 늘리기

세부 목표

Monthly PLAN

월	화	수	목	금	토	일	NOTE

Monthly PLAN

월	화	수	목	금	토	일	NOTE

1st WEEK

마바벨	/ ( ) D-60	/ ( ) D-59	/ ( ) D-58	/ ( ) D-57	/ ( ) D-56	/ ( ) D-55	/ ( ) D-54
운동 몸							
운동 마음							
식단 몸							
식단 마음							

	/ ( ) D-60	/ ( ) D-59	/ ( ) D-58	/ ( ) D-57	/ ( ) D-56	/ ( ) D-55	/ ( ) D-54
기상시간							
나만의 의식							
아침 식사							
1분기							
점심 식사							
2분기							
저녁 식사							
3분기							
나만의 의식							
취침시간							
To do list							

두 달 계획을 아침 저녁 세우고 일주일을 마친 소감이 어떤가요?

몸에 들이는 것만큼 마음에도 관심을 들이는 습관을 지니는 게 생각보다 쉽지 않을 거예요. 무엇이든 습관을 들이기 위해서는 최소 2주라는 시간이 필요하다고 하잖아요. 그러니 계속 '마바벨'을 염두에 두고 몸을 생각할 때 마음도 함께 생각해보도록 노력해봐요.

몸의 식단에 대해서는 어떤가요? D-30전까지는 아직 다이어트 식단을 철저하게 지키기보다는 일반식을 권장했지만 그렇다고 튀김류나 밀가루 음식을 드시는 건 아니죠? 우리의 일반식은 보통 사람들의 일반식과는 다른 개념이에요. 직장인들과 학생분들은 점심을 사 먹게 될 경우, 찌개류보다는 두부와 고기 위주로 식사를 선택하고

가능하면 매 식단에 단백질을 일식적으로 100g을 채워주고 탄수화물, 채소순으로 구성을 맞추어 먹어야 해요. 그리고 앞으로 당연히 간식은 안 됩니다. 아시죠?

그렇다면 이렇게 일반식을 먹는 이유는 무엇일까요? 맞아요. 이 시기에 최대한 골격근량을 증가시켜야 해요. 운동을 할 때, 웨이트 트레이닝 비중을 높게 가져 이 시기 동안 근육량을 늘려 나중에 체지방량을 줄일 때 근육량의 감소를 최소화하자는 의도이도는 거지요. 그래서 일반식을 먹으면서 충분하게 몸에 에너지를 넣어주고 그만큼 우리는 이 시기에 열심히 운동해야 해요.

여러분, '다이어트를 하니깐 적게 먹어야지'라고 생각하면 정말 섭식으로 스트레스를 많이 받아요. 그런데 약간

저는 지금도 다이어리가 마치 내면의 나와 나누는 '교환 일기'처럼 다이어리를 쓰며 내면의 나를 알아가고 있어요.

아직 처음이라 낯설지만 이렇게 바디 프로필을 준비하면서 나의 몸과 마음을 알아가는 시간을 갖는다는 건 매우 가치 있고 의미 있는 시간이 될 거예요.

그리고 하루 다이어리를 쓰면서 '나만의 의식'을 지키며 하루를 시작한 자신에게 "성공"이라고 외쳐주세요. '성공'이라고 다이어리에 적어주세요. 이러한 작은 성공이 여러분의 자신감의 씨앗이 될 거예요. 자신의 몸과 마음을 읽은 게을 사람은 바로 자기 자신이에요. 그러니 스스로에게 칭찬과 인정을 아낌없이 해주세요.

다르게 생각해보는 건 어떨까요? '다이어트를 하니까 건강하고 클린한 음식을 양껏 먹어야지'라고 생각을 바꿔보세요. 약간의 차이지만 심적으로 엄청 적어질 거예요.

'노화를 막고 건강해지기 위해 건강한 음식을 양껏 먹자'라고 앞으로 생각을 바꿔봐요. 이렇게 몸에 아무거나 넣지 않는 거예요. 몸에 좋은 것을 필요한 만큼만 먹는 거죠.

그럼 요즘 마음의 식단은 어떤가요? 마음에도 좋은 것만 취사선택해서 넣어주고 있나요? 다이어리에 감사한 일 세 가지씩 적어보는 건 어때세요? 생각보다 쉽지 않죠? 하루에 감사한 일 세 가지를 적는 것에는 많은 의미가 있어요. 좋은 감정을 스스로에게 채워주는 것도 있고, 하루를 좋은 감정으로 마무리시키는 것도 있고, 또 내가 어떤 것에 감사함을 느끼는지 나를 알아가고자 하는 의미도 있어요.

This Week Must-Do List

- [ ] 닭 가슴살 배달 완료
- [ ] SNS에 D-day 표시하기
- [ ] 사진으로 내 몸 변화 담아두기
- [ ] 금주 실천
- [ ] 간식은 오직, 커피!
- [ ] 물 2L 이상 마시기
- [ ] '바디 프로필 준비 중' 체크 리스트 확인하기

마버별	/ ( ) D-53	/ ( ) D-52	/ ( ) D-51	/ ( ) D-50	/ ( ) D-49	/ ( ) D-48	/ ( ) D-47
오전 메모							
오전 마음							
오후 메모							
오후 마음							

	/ ( ) D-53	/ ( ) D-52	/ ( ) D-51	/ ( ) D-50	/ ( ) D-49	/ ( ) D-48	/ ( ) D-47
기상시간							
나만의 아침식사							
아침 식사							
1분기							
점심 식사							
2분기							
저녁 식사							
3분기							
나만의 의식							
취침시간							
To do list							

영 시간을 오전으로 잡으세요. 저는 오후 5시로 예약했는데 촬영 당일 너무 힘들었어요. 바디 프로필 촬영 스튜디오를 결정하기 위해서는 콘셉트가 먼저 정해져야 해요. 스튜디오마다 각각의 특색이 있으니 내 콘셉트를 가장 잘 표현해줄 수 있는 스튜디오를 선택해야 해요. 촬영 콘셉트를 정할 때는 인스타그램, 핀터레스트를 통해 사진을 계속 살펴보며 정하세요.

바디 프로필 콘셉트는 섹슈얼, 섹시, 스포티로 크게 나눌 수 있을 거 같아요. 처음 찍어보는 분들은 섹슈얼과 스포티 정도로 하는 것이 좋을 거 같아요. 특히, 처음에는 수영 콘셉트를 추천하지 않아요. 상반신 노출을 할 경우에는 하반신은 청바지로 노출을 조금 삼가고, 하반신 노출을 할 경우에는 상반신 노출을 조금 삼가는 이상을 추천해드린다면 요. 왜냐하면, 처음 찍은 바디 프로필 사진을 SNS에 올리

와, 벌써 2주를 마무리 지었어요. 2주 동안 잘 지켜오셨다면 이제 어느 정도 몸과 마음에 관심을 두는 것이 습관으로 자리 잡혔을 것 같은데요? 그러면서 동시에 지금까지 마음에 대해 정말 관심을 두지 않았다는 걸 알게 되었을 거예요.

마음 운동을 수행하는 건 어떠세요? 처음엔 셀프 칭찬이 낯간지럽고 어색하죠? 저도 그랬어요. 그리고 스스로에게 '성공'이라는 말을 건네는 정도 익숙지 않을 거예요. 그러나 반복하면 익숙해지는 자신을 발견할 거예요.. 몸 근육도 마음 근육도 자주 사용하는 근육이 발달해요. 여러분, 우리 몸과 마음 운동을 지속해서 하면서 건강한 몸과 마음을 만들어봐요.

바디 프로필 촬영 스튜디오는 다 정하셨죠? 가능하면 촬

고 싶을 텐데, 노출이 과하면 프로필 사진으로 올리기도 민망하고 사진을 사용하는 데도 제약이 많아요. 그래서 저는 처음 찍는 분들은 트레이닝복을 착용하고 건강한 느낌을 주는 콘셉트를 추천해드려요.

메이크업 & 헤어의 경우에도 촬영 스튜디오와 연계해서 할 수도 있고 개인적으로 받을 수도 있어요. 스튜디오와 연계된 곳의 장점은 콘셉트 스타일에 따라 머디 스타일부터 화장까지 매 컷마다 현장에서 수정해줘서 분위기를 다르게 연출해준다는 거예요. 가격부터 메이크업 스타일까지 꼼꼼히 따져보고 결정하세요. 바디 프로필 촬영 한 달 전에는 헤어 & 메이크업을 확정하셔야 해요.

그리고 콘셉트에 따른 이상과 소품도 한 달 전에 미리

리 정해서 구매한 이상을 입어보면서 운동 자극도 받고 포징 연습도 해보는 게 좋아요. 포징도 몸에 익히고 기아 촬영 날 자연스럽게 나와서 표정에 좀 더 신경 쓸 여유가 생길 거예요. 주위에 포징을 잘 잡았는데, 표정이 너무 어색해서 아쉬워하는 분들이 많았어요. 표정은 기술로도 보정이 힘들어요. 따라서 집에서 본인이 핸드폰으로 촬영을 해보면서 오른쪽, 왼쪽 얼굴 중에 자신 있는 쪽은 어디인지, 어느 쪽으로 포징을 취했을지 직접 해보면서 가장 자신 있는 포즈를 찾아야 해요.

바디 프로필 촬영 준비 동안 시점부터 계속 거울에 비친 자신의 전신사진을 기록으로 남겨놓는 짓도 좋아요. 나중에 내 몸이 변화하는 모습을 보면서 큰 동기부여가 되고 또 부족한 부분이 보이면서 자극도 될 거예요. 그리고 인바디는 2주마다 측정해서 체지방을 15% 밑으로 나오도

목 만들어야 해요.

아직 촬영 스튜디오 확정 안 하신 분은 서두르세요!

3rd WEEK

마디별	/ ( ) D-46	/ ( ) D-45	/ ( ) D-44	/ ( ) D-43	/ ( ) D-42	/ ( ) D-41	/ ( ) D-40
운동	몸						
	마음						
식단	몸						
	마음						

	/ ( ) D-46	/ ( ) D-45	/ ( ) D-44	/ ( ) D-43	/ ( ) D-42	/ ( ) D-41	/ ( ) D-40
기상시간							
나만의 아침							
아침 식사							
1분기							
점심 식사							
2분기							
저녁 식사							
3분기							
나만의 야식							
취침시간							
To do list							

을 관찰하고 자신으로 담아두면서 자신의 몸의 변화를 인지할 테고, 주위 사람들도 조금씩 내 몸의 변화를 알아볼 거예요. 이때부터는 만족감이 많이 커질 것이라 생각해요. 그 만족감을 충만히 즐기세요. 여러분은 그럴 자격이 있습니다. 일반식을 먹었음에도 우리는 신경을 썼기 때문에 급격그램의 변화를 느낄 거예요.

이 정도 시기가 되면 '조금 치팅을 해볼까?'라는 생각도 스멀스멀 올라올 수 있어요. 그래도 여러분, 클린한 식단은 지켜주세요. 저는 아직 않을 줄이라고 말하지 않았어요. 클린한 식단을 앙껏 드세요. 다만, 간식과 술은 절대 드시면 안 돼요. 이것만 꼭 지켜주세요. 이렇게 클린한 식단을 드시면서 피부가 좋아지고 부기가 빠지는 것을 체감할 수 있을 거예요. 클린한 식단은 단순히 살을 빼는 데만 좋은

3주가 지났어요. 여러분 중에는 직장인분들도 계시고 하생분들도 계실 텐데, 일주일에 최소 5일 운동이 가능하신가요? 생각보다 너무 힘들죠? 그래도 이렇게 3주를 해내온 자신에게 "멋지다. 잘하고 있다" 인정해주고 칭찬해주세요. 정말 대단한 거예요. 스스로 선택한 고통인 바디 프로필의 촬영을 통해 분명히 얻어가는 게 많을 거예요. 이 고통이 고통으로 끝나지 않고 성장으로 이어질 수 있도록 꼭 두 달 프로젝트도 잘 마무리해서 삶의 국면에서 한 단계 도약하는 우리가 되어봐요. 그러기 위해 다른 누구도 아닌 스스로 마음과 몸을 다독이고 있으켜 세워야 해요.

이쯤 되면 어깨부터 시작해서 몸의 성장이 눈에 보이기 시작할 거예요. 그러면서 더욱 운동에 재미를 느낄 수 있는 시기이기도 할 거예요. 스스로도 매일 거울 앞에서 몸

게 아니라 노화나 몸의 순환에도 많은 영향을 미칠 거예요.. 이렇게 모든 면에서 선순환을 가져다주는데 안 할 이유는 없을 거예요. 이렇게 내 몸이 체감하면 주위에 알려서 동참할 수 있도록 해보세요! 그러면 더욱더 클린한 식단을 지키고자 하는 의지가 생길 거예요. 그런데 이 시기에는 몸이 전체적인 근육의 발달은 보이지만 복부의 살은 안 빠졌을 거예요. 걱정하지 마세요. 저도 바디 프로필 일주일 전쯤 되어서야 복부의 살이 놀라울 정도로 빠졌어요. 그러니 초조해하지 마시고 이 시기에는 골격근량을 늘려주는 것에만 집중하세요.

몸에서 제지방량을 줄이고 골격근량을 늘리듯 마음에서 나쁜 감정을 줄이고 좋은 감정을 늘리는 건 잘되고 있나요? 감정과 생각이 나의 의지와 상관없이 일어난다는 것을 알게 되고 생각이 관성에 따라 흐르는 대로 흐른다는 것도 알게 되면서 생각이 안 좋은 쪽으로 흐르려고 할 때, "그만!" 하고 멈추고 계시죠? 몸과 마음을 건강하게 만들기 위해 좋은 것만 선택해서 넣어주세요. 모든 것은 몸과 마음에 넣어지면 쌓이게 됩니다. 그렇게 쌓인 인풋(input)이 그대로 아웃풋(output)을 만들 거예요. 지금까지 꽁짱이 굉장히 잘해왔듯이 앞으로도 계속 이야기 주세요. 응원할게요!

This Week Must-Do List

□ 사진으로 내 몸 변화 담아두기

□ 몸 운동과 마음 운동 실천 정도 체크하기

□ 몸 식단과 마음 식단 실천 정도 체크하기

□ 물 2L 마시기

□ 클린한 식단 지키기

□ 태닝 샵 알아보고 예약하기(필요시)

4th WEEK

매끼별	/ ( ) D-39	/ ( ) D-38	/ ( ) D-37	/ ( ) D-36	/ ( ) D-35	/ ( ) D-34	/ ( ) D-33
운동	메모						
	음음						
식단	메모						
	음음						

	/ ( ) D-39	/ ( ) D-38	/ ( ) D-37	/ ( ) D-36	/ ( ) D-35	/ ( ) D-34	/ ( ) D-33
기상시간							
나만의 의식							
아침 식사							
1분기							
점심 식사							
2분기							
저녁 식사							
3분기							
나만의 의식							
취침시간							
To do list							

와우, 여러분 벌써 계획한 두 달 바디 프로필 준비 기간의 반을 달려왔어요!

처음 바디 프로필 찍기로 결심하기가 쉽지 않았을 거라는 것을 너무 잘 아는데 벌써 반을 해온 여러분이 정말 대단하다고 생각돼요.

이제 다음 주부터는 D-30 카운트다운이 들어갈 거예요. D-30일을 기점으로 식단에도 운동에도 변화를 주어야 할 거예요. 이제 식단은 다이어트 식단을 철저히 지켜주셔야 해요. 이제는 닭 가슴살 100g, 고구마 200g, 방울토마토 10알을 다이어트 식단으로 해서 아침, 점심, 저녁을 규칙적으로 섭취해야 해요. 여러분, 규칙이라는 것은 한번 깨면 그다음은 깨기가 너무 쉬워요. 따라서 절대 이 규칙을 깨면 안 돼요.

저는 비행을 갈 때도 도시락을 다 싸서 다녔고, 심지어 미국에 입국할 때도 검역관에게 삶은 달걀이 반입 가능한지 물어서 가능한 것을 확인한 다음에 삶은 달걀을 싸 들고 다닐 정도였어요. 또한, 저녁 6시 이전에 저녁 식사를 마쳐야 한다는 생각에 운동을 마지고 먹을 곳이 없어서 공원에서 도시락을 먹을 정도로 식사 시간과 다이어트 식단을 철저히 지켰어요. 하고자 하는 마음만 있으면 방법은 다 있어요. 다시 말하지만, 규칙은 한번 깨지면 그다음은 규칙을 어기는 게 너무 쉬워져서 절대 그 한 번을 깨지 말아주세요. 이제부터는 식단이 반입니다. 운동 못지않게 식단도 철저히 지켜주셔야 해요. 이제는 식단의 양도 정해졌어요. 그렇기 때문에 조금 힘이 들 수도 있지만, '고통 그 이후는 성장'입니다.

또한, 이때부터는 직장인과 학생들은 주말 공복 운동을 추천합니다. 공복 운동이 효능에 관해서는 책에서 이미 다루었으니 생략할게요. 그리고 항상 해오듯 웨이트 트레이닝 후 단백질 파우더 또는 단백질을 바로 섭취해주시고, 유산소 운동을 최소 1시간을 해주세요. 그리고 여기에 더해서 이제는 복근 운동을 매일 하셔야 해요. 크런치, 레그 레이즈, 사이드 플랭크 등등 할 수 있는 복근 운동을 한 운동 동작당 1세트에 20회씩, 총 4세트로 3 동작을 꼭 마무리 지어주세요.

또한, 이때부터는 마음의 식단으로 긍정적인 생각을 많이 넣어주세요. 운동하는 자신의 행위에서 운동 이상의 의미를 찾아 스스로를 가치 있게 만들어주세요. 몸이 힘들면 마음을 더 일으켜 세워야 해요. 계속 마음으로 할 수 있다. 잘하고 있다라고 스스로를 일으켜 세워주세요.

벌써 반이나 해냈어요. 지금까지 잘해냈으니 앞으로도 잘할 수 있어요. 자신을 믿고 포기하지 말고 계속해나가세요.

This Week Must-Do List

□ 인바디로 변화 확인하기

□ 헤어 & 메이크업 확정

□ 의상 & 소품 알아보기(의상을 직구로 구매할 경우, 미리 하기)

□ 태닝을 할 경우, 시작하기(촬영 5주 전, 일주일에 2회, 총 10회)

□ 물 2L 마시기

□ 다음 주 D-30부터 해야 할 것 체크하기

5th WEEK

매바뼐	/ ( ) D-32	/ ( ) D-31	/ ( ) D-30	/ ( ) D-29	/ ( ) D-28	/ ( ) D-27	/ ( ) D-26
몸 메							
몸 마음							
식단 메							
식단 마음							

	/ ( )D-32	/ ( )D-31	/ ( )D-30	/ ( )D-29	/ ( )D-28	/ ( )D-27	/ ( )D-26
기상 시간							
나만의 의식							
아침 식사							
1분기							
점심 식사							
2분기							
저녁 식사							
3분기							
나만의 의식							
취침시간							
To do list							

다이어트 식단에 들어간 이후 어떠셨어요? 직장인분들과 학생들은 도시락을 싸서 다니시나요? 점심에 닭 가슴살을 챙겨 다니기 힘드시다면 닭 가슴살 100g을 삶은 달걀 네 개로 대체해서 드셔도 돼요. 달걀노른자는 저는 하나만 먹고 나머지 세 개는 흰자만 먹었는데, 이 부분에 대해서는 전문가마다 주장하는 바가 다르니 본인이 찾아보시고 선택하세요.

저도 비행 근무할 때 식단을 챙겨 다니는 게 진짜 힘들었어요. 하지만 타협을 하지는 않았어요. 어떻게든 식단을 철저히 지켜야 한다는 생각에 갖은 방법을 다 찾았던 거 같아요. 심지어 해외에 2박 3일 머무는 일정이면, 그 분량에 맞춰 삶은 달걀을 다 챙겨서 비행을 갔고, 현지에서 토마토를 사서 먹고 생고구마를 먹었던 적도 있어요. 정 안 되면 한끼밤 햇반을 챙겨 다녀서 그거라도 먹었어요. 뜻이 있으면 다 길이 있더라고요.

이제는 무조건 같은 시간에 맞춰서 식사를 드셔야 해요. 그래야 몸에서 지방을 잡고 놓아주지 않는 사태를 면할 수 있어요. 제때에 영양소를 넣어주지 않으면 우리 몸은 비상사태로 여겨서 살기 위해 지방을 잡고 놓아주지 않게 돼요. 그러면 지방량을 줄여야 하는 우리 목표와 반대하게 되는 사태가 생겨요. 따라서 꼭 정해진 시간에 소량이라도 몸에 영양소를 꼭 넣어주셔야 해요. 그리고 포만감과 순환을 위해서 물 2L를 꼭 챙겨 드세요. 운동한 후 순환이 잘되어야 영양소도 몸에 잘 전달될 수 있고, 노폐물도 제외로 잘 배출될 수 있어요.

운동에 관해서도 D-30부터는 이제 일주일, 즉 매일 운동을 하셔야 해요. 그리고 웨이트 트레이닝 후 유산소 운동을 최소 1시간은 꼭 해주시고, 그 후 복근 운동으로 마무리하셔야 해요. 제가 처음 바디 프로필을 찍을 때는 복근 운동을 매일 했고, 두 번째 바디 프로필을 찍을 때는 트레이너가 복근 운동을 한다고 해서 복근이 생기는 거 아니니 복근 운동을 따로 할 필요 없다고 말해주셔서 하지 않았어요. 그런데 복근 운동을 하지 않으니 확실히 복근의 단련이 떨어지더라고요. 그래서 저는 복근을 위해서는 체지방량 감소와 함께 복근 운동이 병행되어야 한다고 생각해요.

이번 주 주말에 공복 운동을 하셨나요? 저는 공복 유산소 하는 날에는 일어나자마자 양치질만 하고 세수도 하지 않은 상태로 헬스장에 가요. 그리고 신나게 땀 흘리고 샤워를 해요. 해외에서 머물 때도 저는 아침 먹기 전에 꼭 공복으로 유산소를 했어요. 씻기 전에 땀 흘린다고 생각하고 일어나자마자 헬스장으로 가세요. 이제 본격적으로 체지방량 감소라는 목표에 들어선 거예요. 다시 한번 강조하지만, 식단을 철저히 지켜주세요. 운동 못지않게 이제는 식단이 중요해요.

여러분, 우리 몸은 거짓말을 하지 않아요. 그런 면에서 운동은 참 정직해요. 운동한 만큼 그리고 먹는 만큼 변화를 보여줄 거예요. 그래서 여러분의 노력이 더 빛을 발하는 점 느낄 거예요. 흘린 땀만큼 이루어낸 성장을 느끼며 오늘도 힘내시길 바랍니다.

This Week Must-Do List

☐ 일주일에 7일 운동하기

☐ 도시락에 다이어트 식단 싸서 다니기

☐ 정해진 시간에 규칙적으로 영양소 섭취하기

☐ 물 2L 마시기

☐ 주말 공복 운동 추천/필수

☐ 유산소 운동 1시간 이상 하기

☐ 복근 운동 매일 하기

마더벌	/ ( ) D-25	/ ( ) D-24	/ ( ) D-23	/ ( ) D-22	/ ( ) D-21	/ ( ) D-20	/ ( ) D-19
학습	메모						
	일임						
자단	메모						
	일임						

	/ ( ) D-25	/ ( ) D-24	/ ( ) D-23	/ ( ) D-22	/ ( ) D-21	/ ( ) D-20	/ ( ) D-19
기상 시간							
나만의 의식							
아침 식사							
1분기							
점심 식사							
2분기							
저녁 식사							
3분기							
나만의 의식							
취침시간							
To do list							

자, 이제 2주 조금 더 남았어요. 이제 슬슬 욕심이 나기 시작할 거예요. 아마 조금씩이라도 몸이 급격한 변화는 바디 프로필을 찍기 일주일 전에 나타나요. 그러니 지금 복부의 살이 안 빠진다고 걱정하지 말고 지금 자신이 하고 있는 것을 의심하지 말고 스스로를 믿으세요. 저 또한 그랬어요. 만약, 지금 생각보다 체지방량 감량이 계획대로 안 되고 생각이 들면 웨이트 트레이닝 후 1시간 유산소 운동에서 40분은 원래대로 시속 7km 이상으로 빨리 걷다가 20분을 '인터벌 달리기'를 해보길 권해요.

인터벌 달리기는 천천히 뛰다가 숨이 찰 만큼 질주하고, 또다시 천천히 뛰고, 또 질주하기를 반복하는 훈련으로, 뱃살을 줄여주는 최고의 다이어트 운동법이에요. 여성을 기준으로 트레이드밀에서 처음 2분은 시속 6.5km 정도로 빨리 걷고, 다시 1분은 시속 8km 이상으로 질주하고, 다시 2분은 시속 6.5km 정도로 빨리 걷고, 다시 1분은 시속 8km 이상으로 달리는 거예요. 이렇게 하면 유산소 운동의 효율이 올라가 체지방 감량에 효과적일 거예요.

또, 이때쯤에는 바디 프로필 촬영 콘셉트와 의상이 정해졌을 거예요. 그러면 이젠 의상을 입고 포징 연습을 해봐야 해요. 포징 연습을 하지 않아도 바디 프로필 당일 촬영 작가님이 포징을 알려줄 거예요. 그런데 당일 처음 접하는 포징을 취하면 완벽한 것이 나올 수가 없어요. 포징을 잘 잡았는데 손가락이 다 펼쳐져서 어색해 보이기도 하고 손을 어디에다 둘지 몰라서 손 처리가 잘되지 않아 전체적으로 굉장히 어색한 포즈가 나오기도 해요. 따라서 집에서 의상을 입어보고 포징을 취하며 핸드폰으로 찍어보세요. 그러면 어색해서 손가락이 말려 있거나 포징을 취하느라 모든 신경이 포즈로 가서 표정이 엉망인 것도 알게 될 거예요. 근육이 선명도는 땀암처리로 보정이 가능하지만 표정이나 손가락의 어색한 처리 같은 작은 것들은 보정이 되지 않아요. 그래서 계속 집에서 촬영을 해보고 교정해야 해요.

몸은 너무 좋은데 표정이 어쉬운 바디 프로필도 많이 보았어요. 그래서 표정 연습도 해야 해요. 저는 개인적으로 여성의 경우, 활짝 웃는 것보다 당당한 사진이 너무 예쁘다고 생각해요. 힘든 과정을 다 겪은 후 자신감 있게 활짝 웃는 연습도 계속해보세요. 처음에는 '위스키~' 하며 입꼬리를 올려보다가 나중에는 광대를 올리는 연습도 해보는 거예요. 웃는 표정도 그 웃는 근육을 자주 사용해서 발달시켜야 해요. 다음 주 '나만의 의식'에 거울 보고 웃는

표정을 지으며 스스로에게 '너무 예쁘다. 내가 너무 사랑스럽다'라고 긍정적인 자기대화를 하는 것으로 잡는 건 어떨까요?

☐ 인바디로 변화 확인하기
☐ 콘셉트 의상 입고 포즈 연습하기
☐ 복근에 힘 주는 연습하기
☐ 얼굴 표정 연습하기
☐ 일주일에 7일 운동하기
☐ 주말 공복 운동 추천/필수
☐ 인터벌 달리기 시도해보기
☐ 복근 운동 매일 하기
☐ 물 2L 마시기

마박별	/ ( )D-18	/ ( )D-17	/ ( )D-16	/ ( )D-15	/ ( )D-14	/ ( )D-13	/ ( )D-12
운동	낮						
	밤						
식단	낮						
	밤						

	/ ( )D-18	/ ( )D-17	/ ( )D-16	/ ( )D-15	/ ( )D-14	/ ( )D-13	/ ( )D-12
기상 시간							
나만의 의식							
아침 식사							
1분기							
점심 식사							
2분기							
저녁 식사							
3분기							
나만의 의식							
취침시간							
To do list							

여러분 벌써 7주를 달려오셨어요! 정말 대단해요. 이제는 남은 기간이 11일이에요. 이제 다음 주면 D-10 가운데다 운이 들어가는 시점이에요. 항상 모든 것이 그렇듯 마지막 고지를 향할 때가 제일 힘들 거예요. 이럴수록 마음 운동과 마음 식단을 잘 챙겨서 몸이 힘들 때 마음을 더 잡으켜 세워야 해요.

다음 주 D-7부터는 지금까지 다이어트 식단의 중량을 줄여야 해요. 즉, 닭 가슴살은 70g 정도로 해야 해요. 저울을 이용하기 힘들다면 한입 남겨놓고 그만 먹는 거예요. 그리고 고구마도 150g 정도 먹고, 방울토마토 다섯 개로 줄이세요.

그리고 지금까지 공복 유산소가 추천이었다면 이제는 공복 유산소는 필수예요. 직장인분들은 평일에 불가능하시니 주말에는 꼭 공복 운동을 해주세요. 그리고 웨이트 트레이닝을 할 때도 고중량보다는 저중량 고반복으로 부상의 위험을 낮추는 것도 추천해드려요. 그리고 이제는 무엇보다 유산소 운동을 1시간 이상으로 하셔야 해요. 저는 이 시기에 비행이 없는 날에는 아침에 공복 운동 그리고 점심에 웨이트 운동 후 집에서 저녁 먹고 자기 전에 1시간 이상 하고 복근 운동도 꼭 요기를 했어요. 이렇게 식단을 줄이고 운동량을 그대로 유지하니 이때부터 복부의 살이 급격히 빠지더라고요. 따라서 운동량이 부족한 직장인분들은 웨이트 트레이닝 후에 땀복 입고 유산소 운동을 1시간 이상으로 하시고 2시간까지도 하시기를 추천해드려요. 그리고 복근 운동도 잊지 말고 꼭 하셔야 해요.

저는 바디 프로필 촬영 당일 전에 휴가 5일을 썼어요. 가능하시다면 직장인분들은 휴가를 쓰시길 권해요. 운동량

This Week Must-Do List

☐ 일주일에 7일 운동하기
☐ 유산소 운동 1시간 이상하기
☐ 공복 유산소 운동 필수
☐ 복근 운동 매일 하기
☐ 물 2L 마시기

은 그때로인데 식사의 양을 줄여서 이때부터는 조금 예민
해지기 쉬워요. 또한, 에너지가 부족해서 머리도 잘 안 돌
아가고 무엇보다 자는 행동이 느려졌어요. 마지막에는 걸
을 전는데 몸속을 걷는 것처럼 다리가 무겁게 느껴질 정
도였어요. 그래서 휴가를 내길 정말 잘했다고 생각했어요.

그러나 각자의 상황에서 최선을 다하는 것에 의의가 있는
것이나 휴가를 내지 못했다고 걱정할 필요는 없어요. 자
신 스스로가 인정하는 최선을 다하면 되는 거예요. 조금
만 더 자신을 믿고 힘내시길 바랄게요.

8th WEEK

마버블	/ ( ) D-11	/ ( ) D-10	/ ( ) D-09	/ ( ) D-08	/ ( ) D-07	/ ( ) D-06	/ ( ) D-05
영어 단어							
영어 음독							
국어 단어							
국어 음독							

	/ ( )D-11	/ ( )D-10	/ ( )D-09	/ ( )D-08	/ ( )D-07	/ ( )D-06	/ ( )D-05
기상 시간							
나만의 의식							
아침 식사							
1분기							
점심 식사							
2분기							
저녁 식사							
3분기							
나만의 의식							
취침시간							
To do list							

이제 드디어 다음 주면 바디 프로필 촬영 날이에요, 여러분!

아직 몸이 생각하는 만큼 드러나지 않았다고 걱정하는 분도 있을 거예요. 그런데 마지막 3일 수분을 줄이면서도 큰 변화가 나타날 거예요. 그러나 마지막까지 마음을 계속 잡고 세워야 해요. 직장에 다니시는 분들은 음식의 총량을 줄이나 너무 힘들 수도 있을 거예요. 가능하다면 칼로리 총량을 줄이는 것을 지켜주시면 좋고, 너무 힘이 드시면 탄수화물은 늘리지 말고 단백질을 원래대로 100g을 섭취해주세요. 그리고 평일에 공복 유산소를 못 하신다면, 웨이트 트레이닝 후 유산소를 2시간까지도 하는 노력을 하셔야 해요. 그러나 가장 바람직한 것은 아침에 공복 유산소 1시간을 하는 거예요.

시험도 그렇고 중요한 날이 다가올수록 가장 중요한 것은 컨디션 조절이에요. 우리는 한 끼 식사 칼로리까지 줄여가며 바디 프로필을 준비하기 때문에 면역력이 떨어지지 않게 바디 수면을 잘 취하고 몸의 컨디션을 최상으로 만들 수 있도록 신경 쓰셔야 해요. 또한, 다음 주 D-3부터는 수분 조절도 들어갈 거예요. 그러나 이 부분도 꼭 기억해두셨다가 실행해주세요.

SNS를 통해 다양한 포징을 캡처해서 훑어보세요. 그다음 계속 프로필 의상을 입어보고 포징을 잡아서 핸드폰으로 사진을 찍어보는 거예요. 좌우의 얼굴이 다르고 포함, 자신이 예쁘다고 생각하는 쪽 얼굴이 있을 거예요. 또 몸에서도 좌우의 어깨 근육과 몸근도 다 차이가 있을 거예요. 자신 있는 쪽으로 포징을 취해보고 포징을 완전히 익혀서 촬영장에 가는 것이 좋아요. 그래야 나중에 포징을 하면서 표정까지 완벽하게 사진에 담을 수가 있어요. 그뿐만 아니라 포징을 계속 잡아보면서 운동을 좀 더 해야겠다는 동기부여가 될 수 있기 때문에 계속 프로필 이상을 얻어 보면서 거울 앞에 서서 자신을 살펴보는 게 좋아요.

거울 앞에서 자신의 몸의 변화를 살펴보는 그 관심만큼 마음에도 관심을 두시는 것도 잊지 않으셨죠? "너무 잘하고 있어. 그리고 너무 당당하고 자신감 있어 보여"라고 자신과 긍정인 자기대화를 나누면서 스스로 동기부여하고 인정하고 있으켜 세워야 해요.

몸도 마음도 여러분이 원하는 모습으로 만든 이 경험은 여러분의 몸과 마음에 담고 뇌에 새로운 길을 내어 어떤 일이든 이번처럼 할 수 있다는 자기 확신의 근거가 될 거예요. 확고한 자기 확신을 가진 사람이 발하는 빛과 에너지

느 눈에 띌 수밖에 앉아요. 그러니 앞으로의 자신의 삶을 위해 이번 바디 프로필 촬영을 잘 마무리하시길 바라요.

This Week Must-Do List

□ 인바디로 변화 확인하기

□ D-7부터 매일 공복 유산소 1시간 필수

□ 유산소 운동 1시간 이상하기

□ 복근 운동 매일 하기

□ D-7부터 음식의 총량 줄이기

□ 물 2L 마시기

□ 포징 연습 & 얼굴 표정 연습

9th WEEK

마버벨	/ ( ) D-04	/ ( ) D-03	/ ( ) D-02	/ ( ) D-01	/ ( ) D-day	토	일
오전	먹						
	임						
저녁	먹						
	임						

	/ ( ) D-04	/ ( ) D-03	/ ( ) D-02	/ ( ) D-01	/ ( ) D-day	토	일
기상 시간							
나만의 의식							
아침 식사							
1분기							
점심 식사							
2분기							
저녁 식사							
3분기							
나만의 의식							
취침시간							
To do list							

여러분, 여러분, 여러분!

정말 이제 정말 며칠 안 남았어요. 이 알 수 없는 촬영 날의 떨림을 두려움이 아니라 설렘으로 받아들이세요. 지금까지 신체적 체력이 아니라 여러분의 정신적 체력까지도 길러져 있어요. 그렇기에 여러분을 믿고 마지막까지 본인이 인정할 수 있는 최선을 다해보는 거예요.

촬영 하루 전에는 하체를 제외한 전신 운동을 한다고 생각하세요. 등, 가슴, 어깨, 팔 순서로 돌아가며 근육을 전체적으로 사용해주세요. 다만, 하체 운동을 촬영 3일 전에 해주시고 그 후에는 뭉친 근육을 풀어준다는 느낌으로만 가져가 주세요. 그리고 복근의 힘을 줄 때는 부분들 수축시켜서 복근을 드러내는 것이 아니라 플랭크를 한다는 느낌으로 복부를 신장시켜서 복근을 드러내는 법을 익혀야 해요. 그래서 플랭크 동작을 하면서 복근에 힘을 주는

법을 익혀서 가도록 하세요.

또한, 촬영 D-3 전부터 수분 조절을 해야 하고, 촬영 전날 밤 10시 이후부터 촬영이 끝날 때까지는 꼭 단수하셔야 해요. 그리고 촬영 시작 3시간 전에 식사를 마치는 게 좋아요. 그래야 위에 부담 없이 촬영할 수 있고 복근도 선명하게 보일 거예요. 당일에 수분을 섭취하지 않은 상태에서 염분을 섭취해 근육이 일시적으로 좀 더 선명하게 보이도록 유도하는 분들도 있어요. 그러나 이것은 사람의 몸 상태에 따라 다르니 저는 바디 프로필을 찍는 분들은 평소와 같은 식단을 하시길 추천해드려요. 그러나 저는 오전에 촬영이 있으면 당일에는 식사하지 않았어요.

당일 근육 펌핑도 하세요와 복근은 하지 않고 등, 가슴, 어깨, 팔 순서로 펌핑을 시작하세요. 처음 1세트를 한계 지

점 이상으로 반복해서 펌핑이 이루어지도록 하세요. 그리고 남성분들은 촬영 5분 전부터 푸시 업을 계속하다가 촬영에 들어가면 돼요. 또한, 오일이나 바셀린을 몸에 바로 뿌리지 말고 손에 바른 후 몸에 골고루 펴 발라주세요. 저는 여성분들의 경우 오일보다는 바셀린을 바르시길 추천해드려요.

그리고 촬영 직전에 자신에게 꼭 한마디를 건네고 촬영을 즐기고 오시길 바랍니다.

"나는 이제 충분하다."

This Week Must-Do List

□ 인바디로 변화 확인해보기(D-1)

□ 필요시 약성하기

□ 유산소 운동 1시간 이상하기

□ 매일 공복 유산소 1시간 필수

□ 복근 운동 매일 하기

□ D-3부터 수분 조절

□ 촬영 당일 단수

□ '바디 프로필 촬영 당일' 체크 리스트 확인하기

마인드 & 바디 밸런스

제1판 1쇄 | 2021년 7월 30일

지은이 | 오우진
펴낸이 | 유근석
펴낸곳 | 한국경제신문*i*
기획제작 | (주)두드림미디어
책임편집 | 최윤경   디자인 | 얼앤똘비악earl_tolbiac@naver.com

주소 | 서울특별시 중구 청파로 463
기획출판팀 | 02-333-3577
E-mail | dodreamedia@naver.com
등록 | 제 2-315(1967. 5. 15)

ISBN 978-89-475-4732-1 (03510)